uECN
EN QUESTIONS ISOLÉES

Hématologie

Onco-hématologie

Matthieu MASY

Editions Vernazobres-Grego
99 bd de l'Hôpital
75013 PARIS - Tél. 01 44 24 13 61
www.vg-editions.com

OCTOBRE 2014 - ISBN : 978-2-8183-1254-4

Repère

Sommaire des questions isolées par item

UE questions isolées — Item 208

1 Enoncé

QCM 1	**Les valeurs normales de l'hémogramme ou NFS varient en fonction de : (Jusqu'à 4 réponses)**

A - Taille
B - BMI ou IMC
C - Sexe
D - Poids
E - Age
F - Origine ethnique

QCM 2	**En pratique, chez l'adulte, une anémie est définie par : (Jusqu'à 4 réponses)**

A - Hémoglobine < 13g/L chez l'homme
B - Hématocrite < 50% chez l'homme
C - Hématocrite <45% chez la femme
D - Hémoglobine < 12g/dL chez la femme
E - Nombre d'hématies < 4,5T/L chez l'homme
F - Nombre d'hématies < 4,2T/L chez la femme

QCM 3	**Leucocytes 4,5G/L – Polynucléaires Neutrophiles 90% - Polynucléaires Eosinophiles 1% - Lymphocytes 7% - Monocytes 2% La formule leucocytaire suivante d'un adulte met en évidence : (Jusqu'à 2 réponses)**

A - Une anémie
B - Une leucopénie
C - Une neutropénie
D - Une hyperéosinophilie
E - Une lymphopénie
F - La formule est normale
G - Une hypermonocytose

QCM 4	**Quelles sont les propositions vraies ? (Jusqu'à 4 réponses)**

A - Une lymphopénie est définie par un taux de lymphocytes <4G/L
B - Une neutropénie est définie par un taux de polynucléaires basophiles < 1,5G/L
C - Une hypermonocytose est définie par un taux de monocytes > 1G/L
D - Une thrombopénie est définie par un taux de plaquettes <50G/L
E - Une thrombocytose est définie par un taux de plaquettes > 400G/L
F - Une hyperéosinophilie est définie par un taux de polynucléaires éosinophiles > 500/mm3
G - Une polynucléose neutrophile est définie par un taux de polynucléaires neutrophiles > 10G/L

QCM 5	**Quelles sont les causes physiologiques de polynucléose neutrophile ? (Jusqu'à 5 réponses)**

A - Cancers
B - Effort physique
C - Origine ethnique africaine
D - Postprandiale
E - Postpartum
F - Grossesse
G - Nouveau-né
H - Tuberculose
I - L'alcool

QCM 6	**Quelles sont les causes de thrombocytoses secondaires ? (Jusqu'à 5 réponses)**

A - Syndrome inflammatoire
B - Carence en folates
C - Hypersplénisme
D - Splénectomie
E - Carence en B12
F - Carence martiale
G - Thrombocytémie essentielle

QCM 7	**Concernant la myélémie, quelles sont les propositions vraies ? (Jusqu'à 3 réponses)**

A - C'est le passage dans le sang de formes matures de la lignée granuleuse
B - Définit le passage dans le sang de métamyélocytes, myélocytes voire promyélocytes
C - Définit le passage dans le sang de plasmocytes
D - Peut exister de façon transitoire lors de régénérations médullaires
E - Myélémie >2% est pathologique

QCM 8	**Quelles peuvent être les étiologies de lymphopénie ? (Jusqu'à 7 réponses)**

A - Infection virale
B - Les lymphomes
C - Les maladies auto-immunes
D - L'insuffisance rénale chronique
E - Les déficits immunitaires primitifs
F - Les immunosuppresseurs
G - Les cancers

QCM 9	**Quelles sont les causes pathologiques de polynucléose neutrophile ? (Jusqu'à 6 réponses)**

A - Grossesse
B - Effort physique
C - Alcool
D - Tabac
E - Nécroses tissulaires
F - Cancers
G - Leucémie Myéloïde Chronique (LMC)
H - Toutes les infections virales
I - Toutes les infections bactériennes

QCM 10	**Hémoglobine 140g/L Plaquettes 300G/L Leucocytes 22G/L (neutrophiles 20%, Eosinophiles 1% monocytes 3% - Lymphocytes 76% - Basophiles 0%) La NFS suivante d'un adulte objective : (Jusqu'à 5 réponses)**

A - Une hyperleucocytose
B - Une hyperlymphocytose
C - Une hyperéosinophilie
D - Une hypermonocytose
E - Une polyglobulie
F - Une thrombocytose
G - Une anémie
H - Une polynucléose neutrophile

QCM 11	**Concernant la concentration corpusculaire moyenne en hémoglobine (CCMH), quelles sont les réponses vraies ? (Jusqu'à 3 réponses)**

A - Valeurs normales comprises entre 40 et 45 g/dL
B - Correspond au rapport hémoglobine sur hématocrite
C - Lorsque la CCMH est basse, on parle de microcytose
D - Correspond au rapport hématocrite sur nombre de globules rouges
E - Correspond au rapport hémoglobine sur nombre de globules rouges
F - Valeurs normales entre 32 et 36 g/dL
G - Valeurs normales entre 32 et 36 pg/cellule

QCM 12	**Concernant l'érythropoïèse, quelles sont les propositions vraies ? (Jusqu'à 3 réponses)**

A - Le caractère acidophile du cytoplasme correspond à la fabrication d'hémoglobine
B - L'EPO est synthétisée par le foie et la rate
C - Le réticulocyte ne possède pas de noyau
D - L'érythropoïèse normale dure 3 mois
E - Le fer est aussi utilisé pour le développement des autres lignées
F - L'hématie ne possède pas de noyau
G - Les vitamines B9 et B12 servent uniquement pour l'érythropoïèse

QCM 13	**Concernant les polynucléaires neutrophiles, quelles sont les propositions vraies ? (Jusqu'à 5 réponses)**

A - Une neutropénie est définie pour un nombre de PNN < 1500/mm3 chez un adulte
B - Une neutropénie est définie par un nombre de PNN < 1,5/mm3 chez un adulte
C - La numération leucocytaire ne reflète que la moitié du nombre réel de PNN du sang
D - Les PNN font partis de l'immunité innée
E - Leur passage entre les cellules endothéliales vasculaires pour atteindre les tissus se nomme la diapédèse
F - Lors d'agranulocytose, on retrouve le plus souvent une angine érythémato-pultacée

QCM 14	**Quelles sont les anomalies présentes sur l'hémogramme réalisé chez un homme de 75ans : Hématies 4T/L – Hémoglobine 135g/L – Hématocrite 38% - VGM = 95fL –Plaquettes 300G/L Leucocytes 20G/L : PNN 50% ; PNE 0% ; PNB 0% ; Lymphocytes 12% ; monocytes 2% ; promyélocytes 5% ; myélocytes 13% ; métamyélocytes 18% (Jusqu'à 5 réponses)**

A - Anémie normocytaire normochrome
B - Anémie macrocytaire
C - Thrombocytose
D - Polyglobulie
E - Hyperlymphocytose
F - Hyperleucocytose
G - Polynucléose neutrophile
H - Hypermonocytose
I - Myélémie
J - Thrombopénie

QCM 15	**Quelles sont les causes de "fausses anémies" par hémodilution ? (Jusqu'à 5 réponses)**

A - Obésité
B - Femme enceinte dès 2ème trimestre
C - Insuffisance cardiaque
D - Insuffisance rénale chronique terminale
E - Hépatomégalie
F - Hypersplénisme
G - Myélome multiple IgG kappa avec pic monoclonal à 50g/L

QCM 16	**Dans l'hémogramme d'un homme de 60 ans normal, parfaitement sain, on retrouve (Jusqu'à 4 réponses)**

A - Des plasmocytes entre 3 et 5% des leucocytes
B - Des lymphocytes <4G/L
C - Des lymphoblastes entre 5 et 20% des leucocytes
D - Des promyélocytes entre 3 et 5% des leucocytes
E - Des mégacaryocytes
F - Des monocytes
G - Des érythroblastes polychromatophiles
H - Des corps de Jolly
I - Des blastes >5%
J - Des corps d'Auer

QCM 17	**Concernant le frottis sanguin, quelles sont les propositions vraies ? (Jusqu'à 7 réponses)**

A - Une anisochromie signifie une variabilité dans la taille des hématies
B - Poïkylocytose signifie la présence d'hématies de formes différentes
C - Polychromatophilie signifie la présence d'hématies de couleurs différentes
D - On retrouve souvent des drépanocytes chez les personnes présentant une thalassémie mineure
E - Les schizocytes sont retrouvés dans les anémies hémolytiques mécaniques
F - On peut retrouver des sphérocytes dans les sphérocytoses héréditaires
G - Anisocytose signifie la présence d'hématies de tailles différentes
H - La présence d'hémoglobine S (HbS) peut être mise en évidence sur le frottis dans les drépanocytoses

QCM 18	**Une anémie normocytaire doit faire rechercher : (Jusqu'à 6 réponses)**

A - Une carence martiale
B - Un syndrome inflammatoire
C - Une insuffisance rénale chronique
D - Une hémodilution
E - Une hémoconcentration
F - Une carence en B9
G - Une carence en B12
H - Une pathologie thyroïdienne
I - Un syndrome myélodysplasique

QCM 19	Concernant sont les propositions exactes ? (Jusqu'à 4 réponses)

A - Une hyperbasophilie est définie par un taux de Polynucléaires basophiles > 0,05G/L
B - Une hyperbasophilie est définie par un taux de Polynucléaires basophiles >0, 1G/L
C - Une hyperbasophilie est définie par un taux de Polynucléaires basophiles >0,5G/L
D - Une hyperbasophilie est définie par un taux de Polynucléaires basophiles > 1G/L
E - Une hyperbasophilie est définie par un taux de Polynucléaires basophiles >500/mm3
F - Une hyperbasophilie est définie par un taux de Polynucléaires basophiles > 50/mm3
G - Une hyperbasophilie peut se rencontrer dans les états allergiques
H - Une hyperbasophilie accompagne généralement les syndromes lymphoprolifératifs

QCM 20	Concernant la teneur globulaire moyenne en hémoglobine, quelles sont les propositions vraies ? (Jusqu'à 3 réponses)

A - Correspond à la CCMH
B - Correspond au VGM
C - Correspond au rapport hémoglobine sur nombre d'hématies
D - Correspond au rapport nombre d'hématies sur hémoglobine
E - Correspond au rapport hématocrite sur hémoglobine
F - Correspond au rapport hémoglobine sur hématocrite
G - S'exprime en pg/cellule
H - S'exprime en pourcentage

QROC 1	**Que doit-on éliminer devant une thrombopénie sans signe hémorragique ? (5 mots)**
QROC 2	**Une CCMH >36g/dL évoque un artifice d'hémogramme lié à ? Texte libre (1 à 3 mots)**
QROC 3	**Face à une anémie non microcytaire quel est l'examen biologique (non présent sur l'hémogramme standard) à demander ? Texte libre (1 à 3 mots)**
QROC 4	**Décrire l'anémie en 2 mots : Hb 10g/dL - VGM = 70fL – CCMH 30g/dL Texte libre (1 à 3 mots)**
QROC 5	**Décrire l'anémie : Hb 10g/dL – VGM = 105fL – Réticulocytes = 35G/L Texte libre (1 à 3 mots)**
QROC 6	**Quelle est la durée de vie d'une hématie ? Texte libre (1 à 3 mots)**
QROC 7	**Que constitue le plasma dépourvu de fibrinogène ? (1 mot)**
QROC 8	**Comment se nomment les précurseurs des plaquettes ? (1 mot)**
QROC 9	**Comment se calcule le Volume Globulaire Moyen (VGM) ? Texte libre (1 à 3 mots)**
QROC 10	**Caractérisez l'anémie de cette femme de 55ans : Nombre de GR : 2 T/L ; Hb = 8,5g/dL ; Hématocrite = 25% ; Réticulocytes 10% (3 mots)**
QROC 11	**Quelles sont les 3 grandes étiologies à évoquer en premier lieu devant une anémie macrocytaire ?**
QROC 12	**Quel examen faudra t-il réaliser devant une anémie non microcytaire arégénérative sans cause évidente ? (1 mot)**
QROC 13	**Calculez le VGM et la CCMH de cet hémogramme d'un homme de 60ans : GR : 5T/L - Hémoglobine 15g/L - Hématocrite 45% -**
QROC 14	**Quels sont les anomalies présentes sur cet hémogramme d'une femme de 60ans : Hématies 4T/L ; Hémoglobine 12,5g/dL ; Hématocrite 39% ; VGM : 97fL ; CCMH 32g/dL ; Plaquettes 250G/L ; Leucocytes 2G/L : neutrophiles 5%, éosinophiles 1%, basophiles 0%, lymphocytes 84%, monocytes 10% (2 mots)**
QROC 15	**Qu'est ce qu'un dacryocyte ? Texte libre (1 à 3 mots)**
QROC 16	**Quelles sont les modifications de l'hémogramme chez un patient présentant une insuffisance rénale chronique ? (4 mots)**
QROC 17	**Sur quel anticoagulant est recueilli l'échantillon de sang destiné à la réalisation de l'hémogramme ? (1 mot)**
QROC 18	**Que rechercher devant la présence d'hématies en rouleaux sur le frottis ? (2 mots)**

QROC 19	**Quelles sont les modifications de l'hémogramme chez une femme enceinte ?**
QROC 20	**Quelles sont les modifications de l'hémogramme chez un patient sous corticothérapie ? (4 mots)**

2 Corrigé

		V F	Cotation	Commentaires, conseils et coaching
QCM 1	A -	F	MZ	Le poids, la taille et l'IMC n'influent pas sur les valeurs normales de la NFS
	B -	F	0	
	C -	V	1	Effectivement le sexe du patient influe sur les valeurs normales de la NFS (Anémie si Hb<12g/dL chez la femme et <13g/dL chez l'homme en pratique)
	D -	F	0	
	E -	V	2	La numération leucocytaire varie selon l'âge du patient.
	F -	V	2	Il n'est pas utile de connaître en détail les valeurs normales de leucocytes en fonction de l'âge de l'enfant Les sujets d'origine africaine ont de façon physiologique des PNN bas (jusqu'à 1G/L) ➔ Toujours interpréter une NFS en fonction d'un contexte
QCM 2	A -	F	-1	En pratique ANEMIE = BAISSE DU TAUX D'HEMOGLOBINE
	B -	F	MZ	• Ne pas se fier à l'hématocrite ni au nombre de GR dans ce cas
	C -	F	MZ	
	D -	V	5	Attention aux UNITES dans les QCM
	E -	F	MZ	• Anémie pour un homme ADULTE = Hb <13g/dL ou <130g/L
	F -	F	MZ	
QCM 3	A -	F	MZ	
	B -	F	0	Toujours convertir en VALEURS ABSOLUES
	C -	F	-1	
	D -	F	0	• Norme leucocytes adulte 4G/Là 10G/L
	E -	V	5	- PNN entre 1,5 et 7G/L
	F -	F	MZ	- Lymphocytes entre 1,5 et 4G/L
	G -	F	0	
QCM 4	A -	F	0	Attention aux UNITES dans les QCM
	B -	F	0	• 1G/L = 1000/mm3
	C -	V	1	
	D -	F	0	Norme NFS
	E -	V	2	• Plaquettes 150-400G/L
	F -	V	2	• Monocytes entre 0,1-1G/L
	G -	F	0	• PNEo entre 0,05-0,5G/L (50 et 500/mm3)
QCM 5	A -	F	MZ	
	B -	V	1	
	C -	F	0	
	D -	V	1	Bien lire la question, ici on demande les causes PHYSIOLOGIQUES, une maladie n'est pas physiologique
	E -	V	1	
	F -	V	1	
	G -	V	1	
	H -	F	0	
	I -	F	0	
QCM 6	A -	V	2	
	B -	F	0	Liste à connaître
	C -	F	0	
	D -	V	1	Encore une fois bien lire la question
	E -	F	0	• Thrombocytose essentielle est une cause primitive de thrombocytose
	F -	V	2	
	G -	F	-1	
QCM 7	A -	F	MZ	Myélémie = passage de forme IMMATURE dans le sang de la lignée granuleuse
	B -	V	2	➔ Penser aux syndromes MYELOprolifératifs
	C -	F	0	
	D -	V	2	Erythroblastose = passage dans le sang d'érythroblastes
	E -	V	1	• Erythromyélémie = myélémie + érythroblastose
QCM 8	A -	V	1	
	B -	V	1	Lymphopénie :
	C -	V	1	• Pensez à faire sérologie VIH 1 et 2 (avec ACCORD du patient)
	D -	V	1	• Toujours pensez aux causes iatrogènes (pour tout symptôme ou toute modification biologique)
	E -	V	0	
	F -	V	0	
	G -	V	1	

QCM	Item	Réponse	Points	Commentaire
QCM 9	A -	F	MZ	Syndromes myéloprolifératifs : • LMC, myélofibrose primitive, Vaquez, Thrombocytémie Essentielle - Causes de polynucléoses neutrophiles "primitives" × LMC et myélofibrose primitive comportent toujours une myélémie associée Toutes les infections bactériennes ne donnent pas de polynucléose neutrophile • Neutropénie fréquente au cours de brucellose et fièvre typhoïde
	B -	F	0	
	C -	F	0	
	D -	V	1	
	E -	V	1	
	F -	V	1	
	G -	V	2	
	H -	F	0	
	I -	F	0	
QCM 10	A -	V	2	Encore une fois attention aux UNITES et aux valeurs relatives Hyperlymphocytose chronique de l'adulte: • Faire immunophénotypage des lymphocytes circulants pour calcul du score de Matutes - LLC ou autre syndrome LYMPHOprolifératif ? Hyperlymphocytoses de l'enfant sont plus souvent réactionnelles et donc non chroniques (viroses et coqueluche)
	B -	V	3	
	C -	F	0	
	D -	F	0	
	E -	F	0	
	F -	F	0	
	G -	F	MZ	
	H -	F	0	
QCM 11	A -	F	0	CCMH = Hb / Hte (diminution du fer = diminution d'Hb = diminution de la CCMH donc Hb en numérateur) • HYPOCHROMIE si CCMH <32g/dL • NORMOCHROMIE si 32 < CCMH < 36g/dL VGM = Hte / nombre de GR • Microcytose si <80fL • Normocytose si entre 80 et 100fL • Macrocytose si > 100fL TCMH = Hb/nombre de GR (en pg/cellule ; peu utilisé)
	B -	V	3	
	C -	F	MZ	
	D -	F	0	
	E -	F	0	
	F -	V	2	
	G -	F	0	
QCM 12	A -	V	1	En 7 jours (voire 3 jours si besoins augmentés) : proérythroblaste • Erythroblastes basophiles I et II - Erythroblastes polychromatophiles × Erythroblaste acidophile (hémoglobine +++) × Expulsion du noyau -> Réticulocytes (moelle et sang) -> Hématie Fer pour synthèse de l'hème • Carence = diminution synthèse hème = microcytaire sans autre cytopénie B9 et B12 pour synthèse d'ADN de toutes les lignées • Diminution du nombre de mitose - Anémie MACROcytaire et +/- thrombopénie et leucopénie
	B -	F	MZ	
	C -	V	2	
	D -	F	0	
	E -	F	0	
	F -	V	2	
	G -	F	0	
QCM 13	A -	V	1	Formation de PNN = granulopoïèse • Dans le sang : - Existence d'un pool marginé et - Un pool circulant Action de phagocytose importante • PNN morts = formation de "pus" - Si pas de PNN = pas de "pus" (pas d'angine érythémato-pultacée mais angine ulcéro-nécrotique)
	B -	F	0	
	C -	V	2	
	D -	V	1	
	E -	V	1	
	F -	F	0	
QCM 14	A -	F	0	Toujours faire attention aux unités, toujours convertir en valeur absolue, toujours connaître ses normes
	B -	F	0	
	C -	F	MZ	
	D -	F	0	
	E -	F	0	
	F -	V	1	
	G -	V	1	
	H -	F	0	
	I -	V	3	
	J -	F	0	
QCM 15	A -	F	0	« Fausses anémies » par hémodilution : • Physiologique chez la femme enceinte (limite inférieure de l'hémoglobine ramenée à 10,5g/dL à partir du 2ème trimestre) • Pathologique lors d'hyperprotidémies majeures, d'insuffisance cardiaque, d'hypersplénisme « Fausses polyglobulies » si déshydratation importante
	B -	V	2	
	C -	V	1	
	D -	F	0	
	E -	F	0	
	F -	V	1	
	G -	V	1	

QCM 16	A -	F	MZ	On ne retrouve normalement pas de plasmocyte, pas de lymphoblaste, pas de blaste, pas de promyélocyte, pas de métamyélocyte, pas de mégacaryocyte Corps de Jolly (= restes nucléaires dans les hématies) retrouvés s'il existe une asplénie “réelle” ou fonctionnelle Corps d'Auer peuvent être retrouvés dans la plupart des Leucémies Aigues MYELOIDES
	B -	V	3	
	C -	F	MZ	
	D -	F	0	
	E -	F	0	
	F -	V	2	
	G -	F	0	
	H -	F	0	
	I -	F	0	
	J -	F	0	
QCM 17	A -	F	0	Vocabulaire à connaître Corps de Jolly retrouvés dans les asplénies ; Corps de Heinz retrouvés dans les déficits en G6PD ; L'hémoglobine S se retrouve bien dans les drépanocytoses, mais elle est mise en évidence à l'électrophorèse de l'hémoglobine et non au frottis
	B -	V	1	
	C -	V	1	
	D -	F	0	
	E -	V	1	
	F -	V	1	
	G -	V	1	
	H -	F	0	
QCM 18	A -	F	0	ATTENTION : les anémies inflammatoires deviennent microcytaires et hypochromes lorsqu'elles sont chroniques. Elles seront d'abord normocytaires. Avant d'effectuer un myélogramme face à une anémie normocytaire arégénérative, il faut systématiquement éliminer • Une pathologie thyroïdienne • Une insuffisance rénale chronique • Une inflammation
	B -	V	1	
	C -	V	1	
	D -	V	1	
	E -	F	0	
	F -	F	0	
	G -	F	0	
	H -	V	1	
	I -	V	1	
QCM 19	A -	V	2	Hyperbasophilie si PNB >0,5G/L ou 50/mm3 Retrouvée dans les états allergiques ou syndromes MYELOprolifératifs (puisque appartient à la lignée myéloïde)
	B -	F	0	
	C -	F	0	
	D -	F	0	
	E -	F	0	
	F -	V	2	
	G -	V	1	
	H -	F	MZ	
QCM 20	A -	F	MZ	Indice peu utilisé en pratique Valeurs normales entre 27 et 32 pg/cellule
	B -	F	MZ	
	C -	V	3	
	D -	F	0	
	E -	F	0	
	F -	F	0	
	G -	V	2	
	H -	F	0	
			100	**Total QCM**

	Réponses	Cotation	Commentaires, conseils et coaching
QROC 1	• Fausse thrombopénie induite par EDTA	5	Car l'anticoagulant utilisé lors du recueil du sang veineux peut provoquer une agglutination des plaquettes chez certaines personnes • Faire contrôle sur tube citraté (et rechercher une agglutination au frottis sanguin)
QROC 2	• Présence agglutinine froide	5	Donne des anémies hémolytiques auto-immunes • Correspond à la présence d'un anticorps monoclonal à activité agglutinine froide (lors T° <30°C) - Soit présence d'origine primitive - Soit origine secondaire à une hémopathie B (lymphome ++) ou à une infection (mycoplasme) ou à une maladie auto-immune

QROC 3	• RETICULOCYTES	5	Anémie non microcytaire : PERIPHERIQUE OU CENTRALE ? • >150G/L = régénérative = la moelle fonctionne = origine périphérique de l'anémie • <150G/L = arégénérative = atteinte CENTRALE De plus : ANEMIE = BILAN PRE-TRANSFUSIONNEL
QROC 4	• Microcytaire • Hypochrome	3 2	Car VGM <80 fL Car CCMH < 32g/dL
QROC 5	• Macrocytaire • Arégénérative	3 2	VMG > 100fL Réticulocytes < 150G/L
QROC 6	• 120 jours	5	Vieillissement secondaire à l'épuisement progressif de leur stock d'enzymes de la glycolyse (pas de noyau dans une hématie)
QROC 7	• Sérum	5	Plasma • Coagulation donc consommation de fibrinogène et autres protéines - = SERUM Pas de fibrinogène dans l'électrophorèse des protéines SERIQUES
QROC 8	• Mégacaryocytes	5	Plaquettes résultent de la fragmentation du cytoplasme des mégacaryocytes
QROC 9	• Rapport hématocrite (en % x 10) sur nombre de GR (en T/L)	5	Cf. application à la question suivante
QROC 10	• Macrocytaire • Normochrome • Régénérative	1 2 1	VGM = (Hte en % x10) sur nombre GR en T/L) =25 x 10 / 2 = 125 fL CCMH = (Hb sur Hte) = 8,5 / 0,25 = 8,5 x 4 = 34g/dL Réticulocytes = 10% de 2 T/L = 10% de 2000 G/L = 200G/L
QROC 11	• Ethylisme • Déficit en B12 ou B9 • Syndromes myélodysplasiques	1 1 2	Faire réticulocytes et dosage vitaminiques
QROC 12	• Un myélogramme	5	Toujours éliminer les causes évidentes d'anémies normocytaires arégénératives (insuffisance rénale chronique, pathologie thyroïdienne, inflammation)
QROC 13	• VGM = 90fL • CCMH = 33,3 g/dL	3 2	VGM = 45 x10 / 5 = 90 CCMH = 15 / 0,45 = 15 x 100 /45 = 100/3 = 33,3
QROC 14	• Leucopénie • Agranulocytose (neutropénie)	2 3	• Car leucocytes <4G/L • Car PNN <1,5G/L (ici 0,1G/L)
QROC 15	• Une hématie en larme (sur le frottis)	5	Retrouvé dans les myélofibroses (avec splénomégalie car rate « reprend le rôle » de la moelle osseuse + myélémie)

QROC 16	• Anémie normocytaire arégénérative • Lymphopénie	2 3	Défaut de synthèse d'EPO par le rein (lors DFG <30mL/min) • toujours rechercher et traiter une carence martiale associée Autre complication hématologiques : thrombopathie urémique (non visible sur l'hémogramme, dépistée par Temps de saignement qui sera allongé)
QROC 17	• EDTA	5	D'où la possible survenue de fausses thrombopénies induites par l'EDTA (par agrégation des plaquettes dans le tube)
QROC 18	• Immunoglobuline monoclonale	5	Faire électrophorèse des protéines sériques + immunofixation protéines sériques
QROC 19	• Polynucléose neutrophile • Anémie par hémodilution • Myélémie (basse à 3-4%)	2 2 1	Anémie à dépister par NFS au 6ème mois de grossesse Thrombopénie gestationnelle possible
QROC 20	• Leucocytose avec polynucléose neutrophile • Lymphopénie • Eosinophiles diminuées	3 1 1	Mobilisation du pool marginé de PNN Lymphopénie = risque infectieux • Corticoïdes = toujours penser à rechercher les complications
		100	**Total QROC**

FICHE DE SYNTHESE : POINTS CLES UE POUR MIEUX REPONDRE AUX QUESTIONS ISOLEES ET AUX DOSSIERS CLINIQUES PROGRESSIFS

Titres	Eléments à cocher lors des QCM Mots clés des QROC
ZEROS	Attention aux UNITES utilisées : 1g/dL = 10g/L 1T/L = 1.000G/L = 1.000.000/mm3
Définition	TOUJOURS EN **VALEURS ABSOLUES** (pas de norme en valeurs relatives) Leucocytes entre 4 et 10G/L chez l'adulte • PNN entre 1,5G/L et 7G/L (chez l'adulte) • PNEo entre 0,05 et 0,5G/L • PNB entre 0,01 et 0,05G/L • Lymphocytes entre 1,5 et 4G/L (chez l'adulte) • Monocytes entre 0,1 et 1G/L Plaquettes entre 150 et 400G/L Hb entre 13 et 18g/dL chez l'homme Hb entre 12 et 16g/dL chez la femme
Etiologies	Connaître les causes physiologiques de modification d'un hémogramme (ex : grossesse 2ème trimestre : la limite inférieure de l'hémoglobine est 10,5g/dL, il existe une polynucléose neutrophile) **Toujours évoquer une étiologie médicamenteuse**
Clinique	**4 syndromes hématologiques** à maîtriser : • Syndrome anémique • Syndrome hémorragique • Syndrome infectieux (neutropénie) • Syndrome tumoral (adénopathies, hépatosplénomégalie, douleurs osseuses, testicules)
Examens complémentaires	Réticulocytes, Frottis, Myélogramme, immunophénotypage des lymphocytes circulants, bilan martial, dosages vitaminiques Anémie = faire **bilan pré-transfusionnel**
Traitement	Transfusion (cf. item correspondant) Traitement étiologique
URGENCES	Anémie mal tolérée ou Hb<60g/L Hématocrite >60% Neutropénie < 0,5G/L Thrombopénie <10G/L ou avec syndrome hémorragique Hyperleucocytose avec cellules immatures

UE questions isolées — Item 209

1 Enoncé

QCM 1	**Quels sont les signes cliniques pouvant être présents dans un syndrome anémique (indépendamment de la cause de l'anémie) ? (Jusqu'à 8 réponses)**

A - Ictère
B - Adénopathies
C - Pâleur cutanéo-muqueuse
D - Asthénie
E - Dyspnée
F - Angor
G - Tachycardie
H - Souffle cardiaque
I - Vertiges
J - Splénomégalie
K - Glossite
L - Hépatomégalie

QCM 2	**Concernant les anémies microcytaires, quelles sont les réponses vraies ? (Jusqu'à 5 réponses)**

A - Elles sont définies par un VGM <80fL chez l'adulte
B - Elles sont toujours d'origine centrale
C - Les états inflammatoires font partie des étiologies
D - Les carences vitaminiques B9 et B12 sont les principales causes
E - Elles s'observent dans les syndromes thalassémiques et la drépanocytose
F - Elles sont définies par un CCMH <32g/dL
G - Elles sont définies par un TCMH <27pg/cellule

QCM 3	**Concernant les anémies hémolytiques, quelles sont les propositions vraies ? (Jusqu'à 5 réponses)**

A - L'haptoglobine est normale ou augmentée
B - La bilirubine libre est augmentée
C - Les LDH sont augmentées
D - Le test de Coombs direct est toujours positif
E - Ce sont des anémies normocytaires arégénératives
F - Il existe des schizocytes au frottis
G - Une hémolyse aiguë peut se traduire par une douleur lombaire ou abdominale atypique

QCM 4	**Concernant le métabolisme de la vitamine B12, quelles sont les propositions vraies ? (Jusqu'à 4 réponses)**

A - La vitamine B12 est absorbée au niveau de l'estomac
B - Le facteur intrinsèque est sa protéine porteuse dans le sang circulant
C - Les réserves sont essentiellement hépatiques
D - Elle n'est utilisée que pour l'érythropoïèse
E - Une carence en vitamine B12 peut avoir des répercussions neurologiques
F - On ne peut pas doser la vitamine B12 dans le sang

QCM 5	**Concernant l'hémoglobine, quelles sont les propositions vraies ? (Jusqu'à 2 réponses)**

A - Elle est constituée de 4 chaînes de globine
B - Les 4 chaînes de globine sont identiques les unes aux autres
C - Chez l'adulte l'hémoglobine prédominante est l'hémoglobine F
D - Chez l'adulte l'hémoglobine prédominante est l'hémoglobine A2
E - Chez l'adulte l'hémoglobine prédominante est l'hémoglobine A

QCM 6	Quelles peuvent être les étiologies d'anémies macrocytaires ? (Jusqu'à 7 réponses)
A -	Carence martiale
B -	Cirrhose
C -	Hyperthyroïdie
D -	Insuffisance thyroïdienne
E -	Anémie hémolytique
F -	Thalassémie
G -	Carence en B12
H -	Carence en folates
I -	Prise de sulfamides
J -	Prise d'hydroxyurée (HYDREA©)

QCM 7	Concernant la drépanocytose, quelles sont les propositions vraies ? (Jusqu'à 5 réponses)
A -	Elle n'est pas accessible au dépistage néo-natal en France
B -	Elle est liée à une anomalie qualitative de la chaîne α de l'hémoglobine
C -	Les GR typiques au frottis sont des sphérocytes
D -	On retrouve une bande HbS à l'électrophorèse de l'hémoglobine
E -	Les patients atteints présentent une susceptibilité aux infections
F -	L'anémie est non régénérative
G -	Le VGM est le plus souvent >80fL

QCM 8	Quels sont les facteurs favorisants/aggravants une falciformation dans le cadre d'une drépanocytose ? (Jusqu'à 7 réponses)
A -	L'hyperoxie
B -	L'altitude
C -	La fièvre
D -	L'alcool
E -	La corticothérapie
F -	La déshydratation
G -	Le stress
H -	La grossesse
I -	L'alcalose

QCM 9	Concernant une anémie par carence en vitamine B12, quelles sont les propositions vraies ? (Jusqu'à 4 réponses)
A -	Le VGM est le plus souvent supérieur à 100fL
B -	L'hémoglobine peut parfois être inférieure à 50g/L
C -	Les réticulocytes sont le plus souvent >150G/L
D -	Il n'existe jamais de neutropénie
E -	Les neutrophiles présentent une hypersegmentation nucléaire
F -	Les plaquettes sont toujours normales
G -	Il existe des signes biologiques d'hémolyse
H -	Au myélogramme, la moelle est pauvre
I -	L'aspect typique d'une carence en B12 ou folates au myélogramme est la présence de mégacaryocytes

QCM 10	Concernant la maladie de Biermer, quelles sont les propositions vraies ? (Jusqu'à 4 réponses)
A -	Elle est surtout rencontrée chez les hommes jeunes (20-30ans)
B -	C'est une maladie auto-immune
C -	Il existe une augmentation du facteur intrinsèque
D -	Elle donne une carence en folates et B6
E -	Elle donne une carence en B12
F -	Elle peut être associée à un diabète
G -	On met en évidence des anticorps anti vitamine B12

QCM 11	Parmi les propositions suivantes, quelles sont les causes d'anémies hémolytiques corpusculaires ? (Jusqu'à 6 réponses)
A -	Paludisme
B -	Présence de valves mécaniques
C -	Déficit en G6PD
D -	Déficit en pyruvate kinase
E -	Venin de serpent
F -	Hémoglobinurie nocturne paroxystique
G -	Hémolyse allo-immune post-transfusionnelle
H -	Présence de valves mécaniques
I -	Drépanocytose
J -	Anémie réfractaire avec excès de blastes
K -	Maladie de Biermer

QCM 12	Quelles sont les propositions vraies concernant les syndromes thalassémiques ? (Jusqu'à 4 réponses)

A - L'anémie peut être absente
B - Le VGM est le plus souvent supérieur à 100fL
C - La CCMH sera augmentée
D - Les α et β thalassémies majeures sont le plus souvent découvertes à un âge moyen (40-50ans)
E - Le frottis sanguin permet d'affirmer le diagnostic
F - On peut parfois observer une micropolycytémie
G - Il peut y avoir une hémolyse

QCM 13	Quelles peuvent être les causes de carence en vitamine B12 ? (Jusqu'à 5 réponses)

A - Gastrectomie totale
B - Colectomie gauche simple
C - Pullulation microbienne digestive
D - Régime végétarien
E - Régime végétalien strict
F - Maladie de Biermer
G - Thalassémie
H - Résection de l'iléon terminal

QCM 14	Au cours d'une anémie hémolytique mécanique, qu'est il habituel de retrouver sur le frottis sanguin ? (Jusqu'à 2 réponses)

A - Drépanocytes
B - Dacryocytes
C - Sphérocytes
D - Schizocytes
E - Hypo-réticulocytose sanguine
F - Acanthocytes

QCM 15	Concernant les anémies inflammatoires, quelles sont les réponses vraies ? (Jusqu'à 6 réponses)

A - Elles sont toujours microcytaires
B - On retrouve fréquemment une thrombopénie associée
C - La CRP et le fibrinogène sont augmentés
D - La ferritinémie est basse
E - Le fer sérique est diminué
F - La transferrine sérique est basse
G - Elles sont secondaires à un excès de cytokines pro-inflammatoires

QCM 16	Quelles sont les causes d'anémies hémolytiques extracorpusculaires à test de Coombs direct positif ? (Jusqu'à 4 réponses)

A - Paludisme
B - Maladie hémolytique du nouveau né
C - Hémolyse immunoallergique médicamenteuse
D - Valves mécaniques cardiaques
E - Drépanocytose
F - La sphérocytose héréditaire
G - Anémie hémolytique auto-immune
H - Hémolyse allo-immune post-transfusionnelle
I - Microangiopathies thrombotiques

QCM 17	Quels paramètres sont utiles pour distinguer une anémie inflammatoire chronique d'une anémie par carence martiale ? (Jusqu'à 4 réponses)

A - Le VGM
B - La CCMH
C - La ferritinémie
D - Les réticulocytes
E - La vitesse de sédimentation des hématies
F - Le fibrinogène
G - Le fer sérique

QCM 18	**Quelles peuvent être les causes de "fausses anémies" par hémodilution ? (Jusqu'à 6 réponses)**

A - Prise de diurétiques
B - Myélome multiple à IgA
C - La grossesse
D - Les vomissements chroniques
E - L'insuffisance rénale
F - L'insuffisance cardiaque sévère
G - L'hypersplénisme
H - L'insuffisance hépatocellulaire
I - Une maladie de Waldenström

QCM 19	**Concernant les carences en folates, quelles sont les propositions vraies ? (Jusqu'à 5 réponses)**

A - Les carences d'apport sont les plus fréquentes
B - On peut retrouver des mégaloblastes au myélogramme
C - On administre toujours des folates avant d'administrer la vitamine B12 chez un patient suspect de carence en vitamine B12
D - Les réticulocytes seront supérieurs à 150G/L
E - Le VGM est supérieur à 100fL
F - Il n'y a jamais de leucopénie ou neutropénie ou de thrombopénie
G - Il peut exister des signes biologiques d'hémolyse

QCM 20	**Quelles sont les propositions exactes ? (Jusqu'à 4 réponses)**

A - Une anémie est définie par une hémoglobine < 13g/L chez un homme adulte
B - Une anémie est définie par une hémoglobine > 12g/dL chez la femme adulte
C - Une anémie est définie par une hémoglobine < 10,5g/dL chez une femme enceinte au 3ème trimestre
D - Une anémie est définie par une hémoglobine < 12g/dL chez une femme de 90 ans
E - Une anémie est définie par une hémoglobine < 140g/L chez un nouveau-né
F - Une anémie est définie par un nombre de globules rouges < 4T/L chez l'homme adulte
G - Une anémie est définie par un hématocrite < 42% chez la femme adulte

QROC 1	**De quoi dépend la tolérance clinique de l'anémie ? (3 mots)**
QROC 2	**Quelles sont les 3 grandes causes d'anémies normocytaires régénératives ?**
QROC 3	**Quelle est la cause la plus fréquente des anémies ? (2 mots)**
QROC 4	**Pourquoi une anémie hémolytique peut elle être macrocytaire ? (1 mot)**
QROC 5	**Quel est le mode de transmission de la drépanocytose ? (2 mots)**
QROC 6	**Quels sont les 3 types de manifestations dans un syndrome drépanocytaire majeur ?**
QROC 7	**Comment se nomme le tableau neurologique évolué -généralement irréversible- chez les patients avec une carence en vitamine B12 ? (5 mots)**
QROC 8	**Quel cancer est plus fréquent dans la population des patients présentant une maladie de Biermer par rapport à la population générale ? (1 mot)**
QROC 9	**Quelles sont les 2 grands types d'anémies hémolytiques ? (2 mots)**
QROC 10	**Quelles sont les 3 étiologies principales des anémies microcytaires ?**
QROC 11	**Quelle est la seule anémie hémolytique d'origine corpusculaire qui est acquise ? (3 mots)**
QROC 12	**Quelle infection peut être à l'origine d'une aggravation aigüe de l'anémie chez un sujet porteur d'une drépanocytose ? (2 mots)**
QROC 13	**Quels sont les 2 auto-anticorps les plus fréquemment mis en évidence dans une maladie de Biermer ?**
QROC 14	**Sur quoi repose le traitement de la maladie de Biermer ? (5 mots)**
QROC 15	**Que vous évoque une douleur osseuse chez un patient apyrétique présentant une drépanocytose homozygote ? (3 mots)**

QROC 16	**Il faut toujours prévenir un patient traité par sel de fer d'un effet secondaire, lequel ?** **Texte libre (1 à 3 mots)**
QROC 17	**Quelle est le critère d'arrêt d'un traitement par sel de fer ferreux ?** **(4 mots)**
QROC 18	**Qu'est ce qui confirme le diagnostic de sphérocytose héréditaire ?** **(1 mot)**
QROC 19	**Chez un patient fébrile au retour de voyage et présentant une anémie hémolytique + thrombopénie, quel diagnostic évoquez-vous en premier lieu ?** **(2 mots)**
QROC 20	**Face à une anémie normocytaire non régénérative avec frottis médullaire globalement pauvre en cellules, quel examen réalisez-vous ?** **(3 mots)**

2 Corrigé

		V F	Cotation	Commentaires, conseils et coaching
QCM 1	A -	F	0	Bien connaître les symptômes du syndrome anémique • Correspondent à des signes hypoxiques - Permettent d'évaluer la tolérance de l'anémie × Si signes faibles ou absents : alors probable anémie chronique × Si important, alors probable anémie aigüe : rechercher un saignement
	B -	F	MZ	
	C -	V	1	
	D -	V	1	
	E -	V	1	
	F -	V	1	
	G -	V	1	
	H -	V	1	
	I -	V	1	
	J -	F	0	
	K -	F	0	
	L -	F	0	
QCM 2	A -	V	1	Anémie microcytaire = VGM <80fL chez l'adulte • Toujours réaliser un bilan martial - Carence martiale = cause la plus fréquente des anémies × TOUJOURS RECHERCHER LA CAUSE DE LA CARENCE (hémorragie chronique ++++)
	B -	V	1	
	C -	V	1	
	D -	F	MZ	
	E -	F	0	
	F -	F	MZ	
	G -	F	0	
QCM 3	A -	F	MZ	Hémolyse chronique ou aigüe • Libération du contenu du GR - Haptoglobine se fixe à l'hémoglobine = haptoglobine basse voire indosable
	B -	V	1	
	C -	V	2	
	D -	F	0	
	E -	F	-1	
	F -	F	0	
	G -	V	2	
QCM 4	A -	F	0	Facteur intrinsèque sécrété par les cellules pariétales fundiques (niveau estomac) • Se complexe à la vitamine B12 au niveau de l'estomac - Transport dans le tube digestif pour permettre l'absorption au niveau de l'iléon terminal × Contrairement à la B9 qui est absorbée au niveau jéjunal
	B -	F	MZ	
	C -	V	3	
	D -	F	0	
	E -	V	2	
	F -	F	-1	Réserve hépatique importante Permet la synthèse d'ADN pour toutes les lignées
QCM 5	A -	V	2	Hémoglobine = 4 chaînes de globine identiques 2 à 2 / chaque chaîne comporte une molécule d'hème • Hémoglobine A ($\alpha 2\beta 2$) donc pas de synthèse possible dans les β thalassémies majeures (2gènes β atteints) • Hémoglobine F ($\alpha 2\gamma 2$) • Hémoglobine A2 ($\alpha 2\delta 2$)
	B -	F	0	
	C -	F	-1	
	D -	F	-1	
	E -	V	3	
QCM 6	A -	F	0	Macrocytose = VMG >100fL, toujours envisager : • Insuffisance thyroïdienne • Cirrhose • Certains médicaments (qui interviennent dans le métabolisme de l'ADN) - Méthotrexate, sulfamides (BACTRIM© par exemple)... Puis prescrire dosage vitamine B12 et folates sériques • Puis si dosages non effondrés - Myélogramme
	B -	V	1	
	C -	F	-1	
	D -	V	1	
	E -	V	1	
	F -	F	MZ	
	G -	V	1	
	H -	V	1	
	I -	V	1	
	J -	V	1	Grandes hyperréticulocytoses (dans les anémies hémolytiques) provoquent une macrocytose

QCM 7	A -	F	MZ	Anémie hémolytique corpusculaire chronique (VGM>80fL, régénérative) • HbS (= anomalie qualitative de la chaîne β) - Polymérisation, Falciformation × Phénomène hypoxique Susceptibilité particulière aux infections (++ germes encapsulés car asplénie fonctionnelle le plus souvent) • Penser aux vaccinations - + Antibioprophylaxie Prévenir une majoration de l'anémie • Rechercher un déficit en G6PD, une carence martiale, effectuer une supplémentation en folates
	B -	F	0	
	C -	F	MZ	
	D -	V	1	
	E -	V	1	
	F -	F	0	
	G -	V	1	
QCM 8	A -	F	0	Facteurs aggravants/déclenchants = EDUCATION • Eviction, traitement du/des facteur(s) déclenchant(s) Prise en charge lors d'une décompensation, crise vaso-occlusive • Oxygénothérapie • Réchauffer • Hydrater • Alcaliniser • Antalgiques adaptés, antibiothérapie • + traitement autres facteurs déclenchants
	B -	V	1	
	C -	V	1	
	D -	V	1	
	E -	V	1	
	F -	V	1	
	G -	V	1	
	H -	V	1	
	I -	F	0	
QCM 9	A -	V	1	Anémie parfois sévère, neutropénie possible, voire thrombopénie (=PANCYTOPENIE) • Puisque B12 et folates servent à la synthèse de l'ADN pour les 3 lignées Signes biologiques d'hémolyse car hémolyse INTRA médullaire, car moelle riche en précurseurs érythroblastiques (aspect caractéristique de mégaloblastoses)
	B -	V	2	
	C -	F	0	
	D -	F	0	
	E -	V	1	
	F -	F	-1	
	G -	V	1	
	H -	F	0	
	I -	F	MZ	
QCM 10	A -	F	0	Femme de 50-60ans • Maladie auto-immune - Absence de sécrétion de facteur intrinsèque au niveau de l'estomac × Donc pas d'absorption de vitamine B12 au niveau de l'iléon terminal 1 maladie auto-immune = susceptibilité à d'autres maladies auto-immunes
	B -	V	1	
	C -	F	MZ	
	D -	F	0	
	E -	V	1	
	F -	V	1	
	G -	F	0	
QCM 11	A -	F	-1	Anémie hémolytique = le plus souvent anémie non microcytaire (sauf thalassémie) Régénératives + bilan d'hémolyse « positif » • Corpusculaire - Un composant de l'hématie est défectueux × Membrane × Hémoglobine × Système enzymatique • Extracorpusculaire - Destruction de l'hématie par un élément extérieur × Immunologique × Mécanique × Toxique × Infectieux
	B -	F	0	
	C -	V	1	
	D -	V	2	
	E -	F	0	
	F -	V	1	
	G -	F	0	
	H -	F	0	
	I -	V	1	
	J -	F	MZ	
	K -	F	0	

QCM 12	A -	V	3	Syndromes thalassémiques • Hémoglobinopathie quantitative - Mineure = hétérozygote - Majeure = homozygote (atteinte des 2 gènes sur les 2 chromosomes qui portent le locus du gène de la chaîne de globine) - α = pas de synthèse chaîne globine α - β= pas de synthèse de la chaîne globine β
	B -	F	0	
	C -	F	0	
	D -	F	MZ	
	E -	F	0	
	F -	V	1	
	G -	V	1	Thalassémie majeure = grave = découverte à la naissance ou au cours de la première année de vie Thalassémie mineure • Anémie peut être absente • MICROCYTOSE importante • Nombre de GR peut être augmenté (micropolycytémie) • CCMH normale ou abaissée • Bilan martial normal
QCM 13	A -	V	1	Carence en B12 = anémie macrocytaire arégénérative, mégaloblastose au myélogramme. • Carence d'apport rare, sauf régime végétaLien strict • Malabsorptions (pullulations microbiennes qui consomment la B12 en intraluminale, résection iléon terminal là où est normalement absorbée la vitamine B12, gastrectomie totale car il n'y a plus de sécrétion de facteur intrinsèque) • Maladie auto-immune de Biermer
	B -	F	-1	
	C -	V	1	
	D -	F	0	
	E -	V	1	
	F -	V	1	
	G -	F	0	
	H -	V	1	
QCM 14	A -	F	-1	Anémie hémolytique mécanique = schizocytes • Au cours des microangiopathies thrombotiques (SHU, PTT) • Si présence de valves mécaniques cardiaques Dacryocytes = myélofibrose Drépanocytes = drépanocytose homozygote Sphérocytes = sphérocytose héréditaire Acanthocytes = peuvent être retrouvés au cours des cirrhoses
	B -	F	-1	
	C -	F	-1	
	D -	V	5	
	E -	F	MZ	
	F -	F	-2	
QCM 15	A -	F	-1	Inflammation = anémie modérée, d'abord normocytaire et normochrome puis devient microcytaire et hypochrome lorsque l'état inflammatoire persiste (par transfert du fer vers les macrophages) • Fer sérique diminué • Ferritinémie normale ou augmentée • Transferrine sérique basse • CTF basse Thrombocytose secondaire à l'état inflammatoire
	B -	F	0	
	C -	V	2	
	D -	F	MZ	
	E -	V	1	
	F -	V	1	
	G -	V	1	
QCM 16	A -	F	0	Anémie hémolytique (régénérative) extracorpusculaire • Test de Coombs direct= pour rechercher des anticorps fixés sur les hématies du patient • (test de Coombs indirect permet de déterminer la spécificité de l'anticorps) Dans le cadre des anémies hémolytiques auto-immunes, il existe des AHAI à anticorps « chauds » (activité optimale à 37°C) et à anticorps « froids » (activité optimale à 4°C)
	B -	V	1	
	C -	V	1	
	D -	F	0	
	E -	F	0	
	F -	F	0	
	G -	V	1	
	H -	V	2	
	I -	F	0	
QCM 17	A -	F	0	Vitesse de sédimentation des hématies est augmentée dans toutes les anémies Similitudes anémies par carence martiale et inflammatoire chronique : • Microcytaires, hypochromes, fer sérique diminué Anémies inflammatoires chroniques • Ferritinémie augmentée (ou normale), fibrinogène sanguine augmenté, CRP augmentée
	B -	F	0	
	C -	V	3	
	D -	F	0	
	E -	F	-1	
	F -	V	2	
	G -	F	0	
QCM 18	A -	F	MZ	A toujours rechercher face à une anémie normocytaire arégénérative, même si l'anémie peut être multifactorielle
	B -	V	1	
	C -	V	1	
	D -	F	0	
	E -	F	0	
	F -	V	1	
	G -	V	1	
	H -	F	0	
	I -	V	1	

QCM 19	A -	V	1	Idem que la carence en vitamine B12 • Anémie macrocytaire arégénérative - Si le myélogramme est effectué, on retrouvera des mégaloblastes
	B -	V	2	
	C -	F	MZ	
	D -	F	0	
	E -	V	1	Il peut exister des signes biologiques d'hémolyse du fait d'une hémolyse INTRA médullaire
	F -	F	-1	Toujours associer folates et vitamine B12 en l'absence de résultat des dosages vitaminiques • Car risque d'aggraver les troubles neurologiques si le patient est porteur d'une carence en B12 et que seuls des folates sont administrés
	G -	V	1	Supplémentation en folates souhaitée en pré-conceptionnel jusque la fin du 1er trimestre (0,4mg/jour ; 5mg/jour chez les patientes à risque, par ex : sous antiépileptique) • Diminution du risque de Spina bifida
QCM 20	A -	F	MZ	Anémie = baisse d'hémoglobine • Connaître les normes, attention aux unités • NFS au 6ème mois de grossesse à la recherche d'une anémie, seuil abaissé à 10,5g/dL car hémodilution dès le 2ème trimestre
	B -	F	-1	
	C -	V	2	
	D -	V	2	
	E -	V	1	
	F -	F	MZ	
	G -	F	MZ	
			100	**Total QCM**

	Réponses	Cotation	Commentaires, conseils et coaching
QROC 1	• RAPIDITE d'installation • Intensité (définie par le taux d'Hb) • Terrain sous jacent	3 1 1	Anémie = Tolérance clinique = syndrome anémique ? • Toujours BILAN PRE-TRANSFUSIONNEL (pré-thérapeutique) - Bilan du retentissement × ECG +++
QROC 2	• Post hémorragique • Régénération médullaire • Hémolytique	2 1 2	Anémie normocytaire • Réticulocytes - >150G/L = origine périphérique × Rechercher signe hémolyse (ictère, splénomégalie) × Rechercher hémorragie
QROC 3	• Carence martiale	5	++++++++++++++
QROC 4	• Réticulocytose	5	Anémie hémolytique • régénération - Réticulocytes >150G/L circulent dans le sang (cellules moins matures donc plus "grosses" que des hématies)
QROC 5	• Autosomique récessif	2+3	Hémoglobinopathie qualitative avec présence d'hémoglobine S
QROC 6	• Anémie hémolytique chronique • Phénomènes vaso-occlusifs • Susceptibilité aux infections	1 3 1	
QROC 7	• Sclérose combinée de la moelle	5	Syndrome pyramidal + syndrome cordonal postérieur
QROC 8	• Estomac/gastrique	5	FOGD tous les 3 ans - Cancer ? × biopsie × Anapath

QROC 9	• Corpusculaire • Extracorpusculaire	2 3	Extracorpusculaire • Destruction des GR par un élément externe - Immunologique - Mécanique - Infectieux (paludisme++++) - Toxique Corpusculaire • Un des composants du GR est défectueux - La membrane - Le système enzymatique - L'hémoglobine
QROC 10	• Carence martiale • États inflammatoires (chroniques) • Syndromes thalassémiques	3 1 1	Toujours faire bilan martial (+CRP) • Si carence martiale alors toujours rechercher la cause, une hémorragie chronique (interrogatoire et examens complémentaires) Syndromes thalassémiques = hémoglobinopathies quantitatives • Différent de la drépanocytose (hémoglobinopathie quaLitative)
QROC 11	• Hémoglobinurie paroxystique nocturne	5	Toutes les autres anémies hémolytiques corpusculaires sont héréditaires
QROC 12	• Parvovirus B19	5	Secondaire à une érythroblastopénie aiguë transitoire • Donne aspect en carte de géographie sur le visage (mégalérythème épidémique) - Rechercher un contage récent Autre cause d'aggravation aiguë de l'anémie = séquestration splénique aiguë
QROC 13	• Anticorps anti facteur intrinsèque • Anticorps anti-cellules pariétales de l'estomac	3 2	D'où la physiopathologie
QROC 14	• Vitamine B12 parentérale à vie	2+1 +2	Pas per os car ne fonctionnera pas (sauf à très fortes doses chez les patients sous anticoagulant qui ne peuvent pas recevoir d'IM). • D'abord reconstituer les réserves • Puis traitement d'entretien (1x/3mois) A VIE
QROC 15	• Crise vaso-occlusive	5	Falciformation • Hypoxie + hémolyse - CVO douloureuses (douleurs os longs des membres, douleurs abdominales pseudo chirurgicales) - Attention aux accidents vaso-occlusifs graves (priapisme, syndrome thoracique aigu, AVC, ischémie rénale) Risque accru d'ostéomyélite chez les sujets présentant une drépanocytose
QROC 16	• Troubles digestifs/selles noires/nausées	5	Toujours insister sur la nécessité de l'observance (donc pour cela il faut prévenir le patient des effets secondaires gênants et fréquents qu'il pourra rencontrer)
QROC 17	• Normalisation de la ferritinémie	5	D'abord normalisation (en environ 1mois) du fer sérique puis de l'hémogramme (correction de l'anémie) • Mais le traitement doit être poursuivi jusqu'à normalisation de la ferritinémie (= reflet du stock en fer de l'organisme) - Normalisation entre 3 et 6 mois
QROC 18	• Ektacytométrie	5	Correspond à la maladie de Minkowski-Chauffard • Anémie hémolytique corpusculaire par anomalie de la membrane - Héréditaire, transmission autosomique dominante × Retrouve splénomégalie, ictère × Anémie régénérative, avec sphérocytes au frottis
QROC 19	• Accès palustre	5	Fièvre retour de voyage = Paludisme = Frottis et goutte épaisse • Bilan clinique et paraclinique à la recherche de signe de gravité

QROC 20	• Biopsie Ostéo-Médullaire (BOM)	5	Anémie normocytaire arégénérative (réticulocytes <150G/L) sans cause évidente • Myélogramme - Pauvre × Myélofibrose (primitive ou secondaire à un autre syndrome myéloprolifératif) : BOM est le seul examen pour confirmer le diagnostic car étude histopathologique (myélogramme = étude cytologique) × Aplasie médullaire × (ou échec de prélèvement)
		100	**Total QROC**

FICHE DE SYNTHESE : POINTS CLES UE POUR MIEUX REPONDRE AUX QUESTIONS ISOLEES ET AUX DOSSIERS CLINIQUES PROGRESSIFS	
Titres	**Eléments à cocher lors des QCM Mots clés des QROC**
ZEROS	**BILAN PRE TRANSFUSIONNEL ECG Bilan étiologique de la carence martiale (clinique et paraclinique)**
Définitions	Anémie si Hb <13g/dL chez l'homme adulte Anémie si Hb <12g/dL chez la femme adulte Anémie si Hb <10,5g/dL à partir du 2ème trimestre de grossesse Anémie si Hb <14g/dL chez le nouveau né Anémie si Hb <11g/dL chez le jeune enfant Régénérative = origine périphérique si réticulocytes >150G/L **Décrire l'anémie** : aiguë/chronique – normo/micro/macrocytaire – hypo/normochrome – BIEN TOLEREE ? – régénérative/arégénérative –
Etiologies	Eliminer « fausses anémies » par hémodilution Carence martiale +++ Centrale Périphérique = Hémolyse, hémorragie Toujours évoquer la iatrogénie
Clinique	**SYNDROME ANEMIQUE** : pâleur cutanéo-muqueuse, manifestations hypoxiques (asthénie, dyspnée, angor, vertiges, tachycardie, souffle cardiaque anorganique) • Rechercher syndrome hémorragique, syndrome infectieux, syndrome tumoral
Examens complémentaires	RETICULOCYTES, bilan martial, CRP, créatininémie, TSH, bilan hépatique, dosage vitamine B12 et folates sériques Coombs direct Myélogramme, électrophorèse de l'hémoglobine Coloscopie, FOGD, échographie utérine
Traitement	Sel fer ferreux per os jusqu'à normalisation ferritinémie Vitaminémie B12 parentérale (à vie) Ne JAMAIS administrer de folates seuls à un patient suspect de carence en vitamine B12 Transfusion (cf. item) ETIOLOGIQUE

UE questions isolées Item 210

1 Enoncé

QCM 1	**Quelles sont les propositions vraies ? (Jusqu'à 2 réponses)**
A -	Une thrombopénie est définie par des plaquettes > 400G/L
B -	Une thrombopénie est définie par des plaquettes < 150/mm3
C -	Une thrombopénie est définie par des plaquettes < 1.500/mm3
D -	Une thrombopénie est définie par des plaquettes < 150.000/mm3
E -	Une thrombopénie est définie par des plaquettes < 1500G/L
F -	Une thrombopénie est définie par des plaquettes < 150G/L
QCM 2	**Concernant les thrombopénies, quelles sont les propositions vraies ? (Jusqu'à 4 réponses)**
A -	Une thrombopénie peut être associée à des thromboses veineuses ou artérielles
B -	Le syndrome hémorragique est constant lors des thrombopénies
C -	Il existe des fausses thrombopénies induites par le citrate
D -	Elles ne sont jamais retrouvées dans les carences en B12 et folates
E -	Elles sont une contre indication au myélogramme
F -	Elles peuvent être retrouvées dans les microangiopathies thrombotiques
QCM 3	**Quels sont les signes de gravité d'une thrombopénie ? (Jusqu'à 5 réponses)**
A -	Un purpura des membres inférieurs isolé
B -	Des céphalées
C -	Des bulles hémorragiques intra-buccales
D -	Ecchymoses secondaires à des traumatismes non mineurs
E -	Signes cliniques neurologiques
F -	Hémorragies rétiniennes
QCM 4	**Quelles sont les causes de thrombopénie centrale ? (Jusqu'à 3 réponses)**
A -	Carence martiale
B -	Carence en B12 et folates
C -	CIVD
D -	Syndromes myélodysplasiques
E -	Héparine
F -	Maladie hémolytique du nouveau né
G -	Purpura thrombopénique immunologique
H -	Intoxication alcoolique aiguë
QCM 5	**Que retrouve t-on au cours d'un purpura thrombopénique immunologique ? (Jusqu'à 3 réponses)**
A -	Des adénopathies
B -	Une prise récente de toxique
C -	Une anémie à l'hémogramme
D -	Des antécédents familiaux de thrombopénie
E -	Des schizocytes au frottis
F -	Un facteur déclenchant est possible (viral ou parfois injection vaccinale)
G -	Des blastes à l'hémogramme
H -	Une splénomégalie

QCM 6	**Concernant la thrombopénie induite par l'héparine, quelles sont les propositions vraies ? (Jusqu'à 3 réponses)**

A - Le type 1 est grave
B - Le type 2 n'est pas grave
C - Elle est plus fréquente avec les héparines de bas poids moléculaire qu'avec l'héparine non fractionnée
D - Le syndrome hémorragique est fréquent
E - Le type 2 est une contre-indication à vie aux héparines
F - Dans le type 2, le traitement consiste à arrêter l'héparine et faire un relais par danaparoïde sodique

QCM 7	**Quelles peuvent être les causes de thrombopénies périphériques ? (Jusqu'à 6 réponses)**

A - Carence en B12 et B9
B - Purpura thrombopénique immunologique
C - Intoxication alcoolique aiguë
D - Lupus
E - Infections virales
F - Microangiopathies thrombotiques
G - Syndrome d'activation macrophagique
H - CIVD

QCM 8	**Quelles sont les indications indiscutables pour effectuer un myélogramme dans le cadre d'un PTI de l'adulte ? (Jusqu'à 5 réponses)**

A - Age < 40 ans
B - Age > 60 ans
C - Anémie sur l'hémogramme
D - Splénomégalie
E - Avant traitement de 1ère ligne
F - Neutropénie à l'hémogramme
G - Anomalie au frottis

QCM 9	**Parmi les recommandations à apporter à une famille pour un enfant présentant un PTI, lesquelles sont vraies ? (Jusqu'à 4 réponses)**

A - Toutes les activités sportives sont contre-indiquées
B - Eviter la prise de paracétamol
C - Eviter la prise d'AINS
D - Eviter la prise de température intra rectale
E - Contre-indication temporaire aux vaccinations
F - Réaliser une NFS tous les 2 jours jusqu'à régression
G - L'évolution vers un PTI chronique est très fréquente

QCM 10	**Concernant les thrombopénies liées à la prise médicamenteuse, quelles sont les propositions vraies ? (Jusqu'à 3 réponses)**

A - Elles sont toutes d'origines périphériques
B - Il existe un mécanisme toxique ou immunologique
C - Le mécanisme immunologique est plus fréquemment retrouvé chez des patientes de plus de 50ans
D - Le mécanisme toxique doit faire contre-indiquer à vie le médicament incriminé
E - Au cours du mécanisme immunologique, la thrombopénie récupère en 4-5 mois en moyenne

QROC 1	**Que retrouve t-on sur le frottis sanguin lors d'une microangiopathie thrombotique ? (1 mot)**
QROC 2	**Comment appelle t-on l'association d'une anémie hémolytique auto-immune + thrombopénie auto-immune ? (2 mots)**
QROC 3	**Comment est la thrombopénie dans le cadre d'un purpura thrombopénique immunologique ? (1 mot)**
QROC 4	**Vers quelle pathologie vous orientez vous face à une thrombopénie avec présence de blastes à l'hémogramme ? (2 mots)**
QROC 5	**A J7 post-op d'une chirurgie du membre inférieur, que devez vous évoquer face à un passage de 400G/L de plaquettes (à J2) à 160G/L (à J7) sans autre anomalie à l'hémogramme ? (6 mots)**
QROC 6	**Par quel mécanisme l'E. coli O157 H7 peut-il causer une microangiopathie thrombotique ? (1 mot)**
QROC 7	**Quels sont les 3 anomalies biologiques principales d'un HELLP syndrome ?**

QROC 8	**Quel est le nom du score de sévérité du syndrome hémorragique utilisé en pédiatrie dans le cadre du PTI de l'enfant ? (1 mot)**
QROC 9	**Vers quelle type de pathologie vous orientez vous face à une thrombopénie avec des polynucléaires dépourvus de granulation au frottis sanguin ? (2 mots)**
QROC 10	**A partir de quel seuil de plaquettes, le risque hémorragique d'une thrombopénie est-il considéré comme important (sans thrombopathie associée) ?**

2 Corrigé

<table>
<tr><th></th><th></th><th>V
F</th><th>Cota
tion</th><th>Commentaires, conseils et coaching</th></tr>
<tr><td rowspan="6">QCM 1</td><td>A -</td><td>F</td><td>MZ</td><td rowspan="6">Attention aux unités
Thrombopénie = plaquettes <150G/L ou 150.000/mm3</td></tr>
<tr><td>B -</td><td>F</td><td>0</td></tr>
<tr><td>C -</td><td>F</td><td>0</td></tr>
<tr><td>D -</td><td>V</td><td>3</td></tr>
<tr><td>E -</td><td>F</td><td>MZ</td></tr>
<tr><td>F -</td><td>V</td><td>2</td></tr>
<tr><td rowspan="6">QCM 2</td><td>A -</td><td>V</td><td>4</td><td rowspan="6">Thrombopénie
• Contrôle sur tube citraté pour éliminer une fausse thrombopénie induite par EDTA (l'EDTA peut former une agrégation in vitro des plaquettes chez certains patients)

Anémie + thrombopénie + une défaillance d'organe :
• Microangiopathie thrombotique
- Si défaillance = insuffisance rénale aiguë = SHU
- Si défaillance = neurologique = PTT
- Si défaillance = insuffisance placentaire = HELLP syndrome

Thrombopénie induite à l'héparine
- Type 1 non grave, dès J1 du traitement
- Type 2 = grave, dès J5 du traitement (sauf exposition préalable aux héparines)
× Rechercher thromboses</td></tr>
<tr><td>B -</td><td>F</td><td>-1</td></tr>
<tr><td>C -</td><td>F</td><td>0</td></tr>
<tr><td>D -</td><td>F</td><td>0</td></tr>
<tr><td>E -</td><td>F</td><td>MZ</td></tr>
<tr><td>F -</td><td>V</td><td>1</td></tr>
<tr><td rowspan="6">QCM 3</td><td>A -</td><td>F</td><td>0</td><td rowspan="6">Thrombopénie, purpura thrombopénique
• Recherche de signe de gravité
- Saignement muqueux : BULLES HEMORRAGIQUES intra buccales ++++++++++
- Saignements viscéraux : intracrânien (faire FO), céphalées, signe de focalisation neurologique (faire TDM cérébral), digestif
- Extension du purpura, ecchymoses disséminées</td></tr>
<tr><td>B -</td><td>V</td><td>1</td></tr>
<tr><td>C -</td><td>V</td><td>2</td></tr>
<tr><td>D -</td><td>F</td><td>-1</td></tr>
<tr><td>E -</td><td>V</td><td>1</td></tr>
<tr><td>F -</td><td>V</td><td>1</td></tr>
<tr><td rowspan="8">QCM 4</td><td>A -</td><td>F</td><td>MZ</td><td rowspan="8">Thrombopénies peuvent être :
• D'origine centrale (alcool, aplasie médullaire, carence B12 et B9, SMD, envahissement moelle, chimiothérapie, thrombopénies constitutionnelles)
• Secondaire à une séquestration splénique
• D'origine périphérique (consommation ou destruction excessive)</td></tr>
<tr><td>B -</td><td>V</td><td>2</td></tr>
<tr><td>C -</td><td>F</td><td>-1</td></tr>
<tr><td>D -</td><td>V</td><td>2</td></tr>
<tr><td>E -</td><td>F</td><td>-1</td></tr>
<tr><td>F -</td><td>F</td><td>-1</td></tr>
<tr><td>G -</td><td>F</td><td>-1</td></tr>
<tr><td>H -</td><td>V</td><td>1</td></tr>
<tr><td rowspan="8">QCM 5</td><td>A -</td><td>F</td><td>-2</td><td rowspan="8">PTI = PTAI = Diagnostic d'élimination
• Thrombopénie isolée, brutale
- Pas de prise médicamenteuse, toxique (alcool ++)
- Pas d'anémie, pas de neutropénie (pas de fièvre), pas de syndrome tumoral
- Pas de blaste, pas d'autre anomalie à l'hémogramme
- Pas d'antécédent particulier (familial ou personnel)
- Pas de schizocyte ni d'HTA (= pas de MAT)
- Pas de CIVD

Myélogramme pas indispensable chez l'enfant</td></tr>
<tr><td>B -</td><td>F</td><td>-2</td></tr>
<tr><td>C -</td><td>F</td><td>MZ</td></tr>
<tr><td>D -</td><td>F</td><td>-2</td></tr>
<tr><td>E -</td><td>F</td><td>-2</td></tr>
<tr><td>F -</td><td>V</td><td>5</td></tr>
<tr><td>G -</td><td>F</td><td>MZ</td></tr>
<tr><td>H -</td><td>F</td><td>-2</td></tr>
<tr><td rowspan="6">QCM 6</td><td>A -</td><td>F</td><td>-1</td><td rowspan="6">Toujours y penser
• Type 2 = chute de 40% des plaquettes surtout entre J5 et J15 (pas forcément de thrombopénie)
- Arrêt en urgence de l'héparine
- Recherche de thromboses, recherche de CIVD, d'anticorps anti-facteur 4 plaquettaire
• Type 1 (avant J5)
- Se corrige en quelques jours, sans devoir arrêter le traitement</td></tr>
<tr><td>B -</td><td>F</td><td>-1</td></tr>
<tr><td>C -</td><td>F</td><td>0</td></tr>
<tr><td>D -</td><td>F</td><td>MZ</td></tr>
<tr><td>E -</td><td>V</td><td>3</td></tr>
<tr><td>F -</td><td>V</td><td>2</td></tr>
</table>

QCM 7	A -	F	MZ	Thrombopénie périphérique • Consommation ou destruction - CIVD (TP diminué, TCA augmenté, produits de dégradation de la fibrine, D-dimères dosés par méthode ELISA augmentés) - PTI (thrombopénie isolée) - MAT (HTA ; anémie + thrombopénie + défaillance organe ; schizocytes au frottis) - Maladies auto-immunes - Infections × VIH × Hépatites B ou C × CMV, EBV × Paludisme ++
	B -	V	1	
	C -	F	-1	
	D -	V	1	
	E -	V	1	
	F -	V	1	
	G -	F	-1	
	H -	V	1	
QCM 8	A -	F	-1	Ici la question porte chez l'ADULTE Myélogramme pour ne pas méconnaître une autre cause de thrombopénie (surtout un SMD) • Donc surtout si (cf. document HAS 2009): - Anomalie au frottis, anomalie des autres lignées - Organomégalie - > 60ans (SMD plus fréquent à cet âge) - Echec du traitement de 1ère ligne
	B -	V	1	
	C -	V	1	
	D -	V	1	
	E -	F	-1	
	F -	V	1	
	G -	V	1	
QCM 9	A -	F	-1	PTI de l'enfant • Traitement médicamenteux fonction du score de BUCHANAN • EDUCATION primordiale : - Pas de gestes invasifs - Brosses à dents souples - Prévention des chutes (chez nourrisson++) - Pas d'AINS, pas d'aspirine - Sports NON contre-indiqués sauf si syndrome hémorragique clinique Surveillance = CLINIQUE = apprendre à reconnaître les signes hémorragiques aux parents (cavité buccale +++) • Eviter la surveillance trop fréquente de la NFS (anxiogène ++)
	B -	F	-2	
	C -	V	3	
	D -	V	1	
	E -	V	1	
	F -	F	MZ	
	G -	F	-1	
QCM 10	A -	F	-1	Mécanisme toxique (atteinte centrale ++) • Évolution de la thrombopénie en parallèle de la dose ingérée - ++++ chimiothérapies cytotoxiques Mécanisme immunologique (atteinte périphérique ++) • Exposition préalable ou prise prolongée - Auto anticorps dirigés contre le couple plaquettes -médicament × Pharmacovigilance × Arrêt du médicament incriminé et contre indication à vie × Récupération en 2 semaines après arrêt du traitement en cause
	B -	V	3	
	C -	V	2	
	D -	F	0	
	E -	F	-1	
			50	**Total QCM**

	Réponses	Cotation	Commentaires, conseils et coaching
QROC 1	• Schizocytes	5	Microangiopathie thrombotique (souvent avec HTA) • Anémie hémolytique extracorpusculaire mécanique • + Thrombopénie périphérique • + défaillance d'organe - IRA = SHU - Neurologique = PTT - Placenta = HELLP
QROC 2	• Syndrome d'Evans	5	Anémie régénérative, bilan hémolyse "positif", test de Coombs direct positif +++ dans lupus à l'ECN
QROC 3	• Isolée	5	Pas d'autre anomalie à l'hémogramme (pas d'anémie, pas de blaste)
QROC 4	• Leucémie Aiguë	5	Leucémie Aiguë = insuffisance médullaire + syndrome tumoral • >20% de blastes au myélogramme

QROC 5	• Thrombopénie induite par l'héparine, type 2	3 +2	Chirurgie membre inférieur = anticoagulation post op (sûrement héparine) • Chute de plus de 40% des plaquettes après 5 jours d'héparine - TIH type 2+++ × Rechercher des signes cliniques de THROMBOSES × Rechercher une CIVD, des anticorps anti-facteur 4 plaquettaire
QROC 6	• Toxine / shigatoxine/vérotoxine	5	Atteinte endothéliale • Microthromboses artérielles - Consommation des plaquettes - Sur lesquelles les hématies viennent se briser (schizocytes)
QROC 7	• Hémolyse (H) • Cytolyse hépatique (Elevated Liver) • Thrombopénie (Low Platelets)	2 2 1	Anémie hémolytique mécanique + Thrombopénie + insuffisance placentaire = type de MAT = HELLP Syndrome • Attention, ils peuvent survenir en post partum !!!
QROC 8	• BUCHANAN	5	Buchanan entre 0 et 2 inclus et plaquettes >10G/L : • Abstention thérapeutique Buchanan ≥ 3 ou plaquettes <10G/L : • Indications thérapeutiques (corticoïdes ou IGIV si Buchanan = 3, les 2 si score >3) Buchanan à partir de 3 = atteinte des muqueuses
QROC 9	• Syndrome myélodysplasique	5	PNN dégranulés ou avec noyaux peu segmentés dans les SMD Souvent anémie associée Blastes possibles (mais < 20% au niveau du myélogramme)
QROC 10	• <20G/L	5	Risque hémorragique rare si plaquettes > 70G/L
		50	**Total QROC**

FICHE DE SYNTHESE : POINTS CLES UE POUR MIEUX REPONDRE AUX QUESTIONS ISOLEES ET AUX DOSSIERS CLINIQUES PROGRESSIFS	
Titres	**Eléments à cocher lors des QCM** **Mots clés des QROC**
ZEROS	**Bilan d'hémostase** Recherche de **signe de gravité** Contre-indications aux anticoagulants, aux gestes invasifs = EDUCATION Bilan pré-transfusionnel
Définition	Plaquettes < 150G/L ou < 150.000/mm3, contrôle sur tube citraté **Thrombopénie isolée ou Bicytopénie ou Pancytopénie ?**
Etiologies	• Centrale = carence en B12, carence en folates, envahissement médullaire, syndromes myélodysplasiques, aplasie médullaire • Séquestration splénique • Périphérique = auto-immun, iatrogène (héparine), infections (virales, parasitaires), **CIVD, MAT** Encore une fois : toujours penser à la iatrogénie
Clinique	Syndrome hémorragique Purpura thrombopénique = purpura pétéchial, non infiltré, ecchymoses, atteinte des muqueuses possible, hématomes, pas de prédominance déclive, monomorphisme
Examens complémentaires	Myélogramme (pas indispensable en 1ère intention, surtout chez l'enfant), bilan d'hémostase, réticulocytes, frottis sanguin (schizocytes), **BILAN PRE TRANSFUSIONNEL**, sérologies virales, anticorps anti-plaquettes
Traitement	Etiologique (corticoïdes voire IGIV si PTI) Transfusion de plaquettes (si <10 à 20G/L, si signe hémorragique, +++ pour thrombopénies centrales) **Geste d'hémostase**
SIGNES DE GRAVITE	Atteinte muqueuse = BULLES HEMORRAGIQUES **INTRABUCCALES +++** PURPURA ECCHYMOTIQUE EXTENSIF SAIGNEMENT INTRACRANIEN (hémorragie rétinienne au FO, raideur de nuque, **sd méningé**, céphalées, signe de focalisation neurologique) SAIGNEMENT INTRA ABDOMINAL

UE questions isolées — Item 211

1 Enoncé

QCM 1	Concernant les purpuras vasculaires, quelles sont les propositions vraies ? (Jusqu'à 3 réponses)
A -	Sont les plus fréquents
B -	Sont localisés préférentiellement aux membres supérieurs
C -	Les lésions sont non infiltrées
D -	Sont secondaires à une thrombopathie
E -	Il existe très rarement des signes extracutanés
F -	Il peut exister un purpura mixte au cours de certaines infections (purpura vasculaire et thrombopénique)
G -	L'atteinte des muqueuses est fréquente

QCM 2	Concernant le purpura rhumatoïde, quelles sont les propositions vraies ? (Jusqu'à 4 réponses)
A -	Est plus fréquent chez la fille
B -	Est une cause fréquente de purpura thrombopénique
C -	Est une cause d'invagination intestinale aiguë
D -	La triade clinique est composée d'atteinte articulaire, digestive et un purpura
E -	La biopsie montrerait des dépôts d'IgM et IgG
F -	Le traitement repose sur la transfusion de plaquettes 1x/semaine jusqu'à régression du purpura

QCM 3	Concernant le purpura fulminans, quelles sont les propositions vraies ? (Jusqu'à 6 réponses)
A -	Est une urgence absolue
B -	On instaurera une antibiothérapie adaptée à l'antibiogramme
C -	Peut être secondaire à une infection à pneumocoque
D -	On peut observer une thrombopénie
E -	Le purpura est nécrotique, rapidement extensif
F -	Est de bon pronostic
G -	Peut se compliquer de CIVD

QCM 4	Concernant les purpuras thrombopéniques, quelles sont les propositions vraies ? (Jusqu'à 3 réponses)
A -	Sont les plus fréquents
B -	Les lésions sont non infiltrées
C -	Sont localisés préférentiellement aux membres inférieurs
D -	Sont secondaires à une lésion de la paroi des vaisseaux
E -	L'atteinte des muqueuses est fréquente
F -	Le taux de plaquettes est normal le plus souvent

QCM 5	Concernant le purpura thrombopénique idiopathique, quelles sont les propositions vraies ? (Jusqu'à 3 réponses)
A -	Est une entité qui n'existe pas chez l'adulte
B -	Il peut exister des facteurs déclenchants (comme rhinopharyngite, vaccination ROR)
C -	Est rare chez l'enfant
D -	Peut faire l'objet d'une abstention thérapeutique
E -	N'est jamais chronique
F -	L'existence d'antécédents familiaux de thrombopénie constitutionnelle est obligatoire
G -	L'existence d'une anémie et d'une neutropénie renforce le diagnostic

QCM 6	Concernant les purpuras vasculaires, quelles sont les propositions vraies ? (Jusqu'à 4 réponses)
A -	Les purpuras infectieux sont souvent d'origine bactérienne
B -	Les vascularites peuvent en être à l'origine
C -	Peuvent être liés à une prise médicamenteuse
D -	Les connectivites peuvent en être à l'origine
E -	Une ponction biopsie rénale est toujours indiquée dans le cadre d'un purpura rhumatoïde
F -	Une ponction biopsie rénale est toujours le premier examen à réaliser dans le cadre d'une périartérite noueuse

QROC 1	**Quel est la caractéristique d'un purpura ?** **(6 mots)**
QROC 2	**Quelles sont les 2 situations urgentes à évoquer face à un purpura ?**
QROC 3	**Quel est l'examen complémentaire de 1ère intention à réaliser face à un purpura ?** **(1 mot)**
QROC 4	**Quelle est la vascularite systémique la plus fréquente chez l'enfant ?** **(2 mots)**
QROC 5	**Que vous évoque l'association fièvre + purpura + souffle cardiaque ?** **(2 mots)**
QROC 6	**Quelles sont les 2 grands cadres nosologiques pouvant expliquer un purpura ?**
QROC 7	**Quel est le plus souvent la cause de la maladie des emboles de cristaux de cholestérol ?** **(2 mots)**
QROC 8	**Quelles sont les thrombopathies les plus fréquentes ?** **(1 mot)**
QROC 9	**Quelle atteinte conditionne le pronostic du purpura rhumatoïde ?** **(1 mot)**
QROC 10	**Vers quoi oriente une thrombopénie sévère (isolée ou non) avec présence de schizocytes au frottis sanguin ?** **(2 mots)**

2 Corrigé

QCM		V F	Cota tion	Commentaires, conseils et coaching
QCM 1	A -	V	3	Purpura vasculaire
	B -	F	-1	• Secondaire à une lésion de la paroi des vaisseaux
	C -	F	-1	- Déclive, favorisé par orthostatisme, peu d'atteinte muqueuse associée, lésions infiltrées, signes extradermatologiques fréquents
	D -	F	MZ	
	E -	F	0	× Causes infectieuses
	F -	V	2	× Vascularites
	G -	F	0	× (fragilité vasculaire) × (purpura thrombotiques et emboliques)
QCM 2	A -	F	0	Cause la plus fréquente de purpura non thrombopénique chez l'enfant
	B -	F	-1	• Surtout garçon <8ans, facteur déclenchant (rhinopharyngite++)
	C -	V	2	- Pronostic rénal (surveillance par BU et prise de tension artérielle)
	D -	V	3	- Dépôts d'IgA (et C3) si biopsie cutanée ou rénale
	E -	F	-1	
	F -	F	MZ	Traitement symptomatique (corticoïdes dans certaines situations)
QCM 3	A -	V	1	Purpura fébrile = purpura fulminans jusqu'à preuve du contraire
	B -	F	MZ	• C3G parentérale en urgence, transport SAMU pour hospitalisation, expansion vasculaire, précaution complémentaire type gouttelettes jusqu'à isolement du germe
	C -	V	1	
	D -	V	1	- Recherche de complication (instabilité hémodynamique +++, CIVD)
	E -	V	1	
	F -	F	-1	+++ Méningocoque
	G -	V	1	• ISOLEMENT, VACCINATIONS, ANTIBIOPROPHYLAXIE 48h si contact dans les 10jours
QCM 4	A -	F	0	Purpura = lésion ne s'effaçant pas à la vitropression
	B -	V	1	• Hémogramme
	C -	F	0	- Plaquettes < 150G/L (surtout 50G/L)
	D -	F	MZ	× Purpura thrombopénique (non infiltré, isolé ou avec ecchymoses voire signes muqueux, pas de prédominance déclive)
	E -	V	4	
	F -	F	MZ	Causes = idem que les étiologies de thrombopénie • Pensez à CIVD, MAT, LA car diagnostics urgents • Rechercher syndrome hémorragique grave (hypovolémie, céphalées, bulles intra buccales) • ++ PTI de l'enfant • Toujours penser cause iatrogène
QCM 5	A -	F	-1	Thrombopénie isolée
	B -	V	2	• Pas d'argument pour une CIVD ou une LA ou une MAT
	C -	F	-1	• Pas de cause médicamenteuse
	D -	V	3	• Pas d'antécédents familiaux de thrombopénie constitutionnelle
	E -	F	-1	
	F -	F	MZ	Score de sévérité = score de BUCHANAN = pour décision thérapeutique
	G -	F	MZ	Toujours EDUQUER ET INFORMER LES PARENTS Myélogramme si doute diagnostique ou si corticoïdes (pour être sur de ne pas passer à côté d'une LAL qui serait en partie « décapitée » par le traitement)
QCM 6	A -	F	-1	PURPURA VASCULAIRE :
	B -	V	1	• Infectieux (PF +++, endocardite infectieuse, purpura viral avec CMV, EBV, VHB, VHC, VIH)
	C -	V	3	
	D -	V	2	• Vascularites, angéites (vascularites, purpura rhumatoïde, connectivites, angéites médicamenteuses, purpuras dysglobulinémiques)
	E -	F	MZ	
	F -	F	MZ	• Fragilité vasculaire • Purpuras thrombotiques et emboliques Périartérite noueuse = attention aux anévrysmes rénaux, néphropathie vasculaire (HTA), douleurs abdominales, neuropathie périphérique ATTENTION AUX « TOUJOURS » ET « JAMAIS » DANS LES QCM
			30	**Total QCM**

	Réponses	Cotation	Commentaires, conseils et coaching
QROC 1	• Ne s'efface pas à la vitropression	5	Macule érythémateuse ne s'effaçant pas à la vitropression
QROC 2	• Purpura fulminans • Purpura thrombopénique avec signe hémorragique grave	3 2	Purpura • Hyperthermie ? • Signes hémorragiques ? Atteinte muqueuse ?
QROC 3	• Hémogramme (en urgence)	5	• <50G/L plaquettes alors purpura thrombopénique • >50G/L plaquettes alors purpura vasculaire ou secondaire à une thrombopathie
QROC 4	• Purpura rhumatoïde	5	Dépôts d'immuns complexes à IgA, purpura vasculaire • Triade clinique - Pronostic rénal
QROC 5	• Endocardite infectieuse	5	Endocardite infectieuse à toujours évoquer devant : • Souffle cardiaque + fièvre • Symptôme chez un valvulopathe • Valvulopathe fébrile • Purpura fébrile après avoir éliminé un PF HEMOCULTURES, ETT/ETO Rechercher les autres atteintes cutanées de l'EI à l'examen clinique (faux panaris d'OSLER, tâche de JANEWAY)
QROC 6	• Origine plaquettaire (thrombopénie et thrombopathie) • Origine vasculaire	3 2	D'où la nécessité d'effectuer un hémogramme
QROC 7	• Geste endovasculaire	5	Chez des patients athéromateux +++ • Intervalle libre entre le geste et la symptomatologie - "blue toe", livedo, atteinte rénale vasculaire (HTA), atteinte digestive, musculaire (atteintes diffuses pouvant faire évoquer à tort une vascularite) Peut aussi être déclenchée par la mise sous anticoagulant
QROC 8	• Acquises ++++	5	Peuvent être secondaires à : • Des médicaments +++ (aspirine, AINS, clopidogrel, IRS) • Hémopathies (gammapathies monoclonales, SMP, SMD) Thrombopathies constitutionnelles plus rares
QROC 9	• Rénale	5	Néphropathie glomérulaire • Révélée par une protéinurie ou un syndrome néphrotique ou une insuffisance rénale aiguë ou une HTA - Faire BU 1x/semaine durant la phase active puis 1x/mois (et surveillance tensionnelle)
QROC 10	• Microangiopathie thrombotique	5	Type SHU (causes infectieuses, médicamenteuses, constitutionnelles) ou PTT ou HELLP syndrome • Recherche de schizocytes est une demande spécifique à faire (n'appartient pas à l'hémogramme standard)
		50	**Total QROC**

FICHE DE SYNTHESE : POINTS CLES UE POUR MIEUX REPONDRE AUX QUESTIONS ISOLEES ET AUX DOSSIERS CLINIQUES PROGRESSIFS	
Titres	**Eléments à cocher lors des QCM** **Mots clés des QROC**
ZEROS	Hémogramme (numération plaquettaire ?) Syndrome hémorragique (bulles intra buccales) **Fièvre** (signe de sepsis sévère), extension rapide du purpura = PF ? Syndrome tumoral (organomégalie, adénopathies) : hémopathie ? Entourer les lésions
Définition	Macule érythémateuse ne s'effaçant pas à la vitropression
Etiologies	Origine plaquettaire (thrombopénie+++ ou thrombopathie) Origine vasculaire (= PF ++++++) : infiltré, déclive, pas d'atteinte muqueuse, polymorphe
Clinique	Syndrome hémorragique (signe de gravité thrombopénique à rechercher) Fièvre, contage infectieux, sepsis sévère Syndrome tumoral (adénopathies ? HSMG ?) Triade du purpura rhumatoïde (purpura, articulaire, digestif) Signes systémiques des MAI (oculaires, myalgies, arthralgies, neurologiques…) Rechercher iatrogénie (thrombopénie ou angéites médicamenteuses)
Examens complémentaires	NFS, hémocultures, ETT/ETO, biopsie purpura, PL si pas de contre-indication Créatininémie, BU, protéinurie des 24h voire échographie abdominale dans le purpura rhumatoïde ANCA, ANA, sérologies virales (EBV, CMV, VHB, VHC, VIH avec accord)
Traitement	**C3G** parentérale en urgence, transfert SMUR pour hospitalisation, expansion volémique si suspicion de Purpura Fulminans Arrêt d'un saignement actif, **geste d'hémostase** si hémorragie
URGENCES	**Purpura thrombopénique avec signe hémorragique** **Purpura fulminans**

UE questions isolées Item 212

1 Enoncé

QCM 1	**Quels sont les "acteurs" intervenants dans le cadre de l'hémostase primaire ? (Jusqu'à 4 réponses)**
A -	Facteur Willebrand
B -	Facteur tissulaire
C -	Facteur VIII
D -	Vaisseaux
E -	Facteur XI
F -	Fibrinogène
G -	Plaquettes
H -	Facteur IX
I -	Facteur II
J -	Facteur V
QCM 2	**Concernant les facteurs de coagulation, quelles sont les propositions vraies ? (Jusqu'à 3 réponses)**
A -	Circulent sous forme active
B -	Sont tous synthétisés par le foie
C -	Sont tous vitamine K dépendants
D -	Seul le facteur V est vitamine K dépendant
E -	Le facteur VII intervient dans la voie extrinsèque
F -	Les protéines S et C interviennent dans la voie intrinsèque
QCM 3	**Parmi ces propositions, lesquelles sont des molécules permettant une inhibition de la coagulation ? (Jusqu'à 5 réponses)**
A -	Le facteur tissulaire
B -	Le facteur XIII
C -	Le facteur IX
D -	La protéine S
E -	La protéine C
F -	Le fibrinogène
G -	L'antithrombine
H -	Le facteur XII
I -	Le TFPI (« tissue factor pathway inhibitor »)
J -	La thrombine
QCM 4	**Parmi ces tests, lesquels explorent l'hémostase primaire ? (Jusqu'à 3 réponses)**
A -	Mesure du vWF : Ag
B -	Temps de Quick
C -	Temps de Prothrombine
D -	Numération plaquettaire
E -	Temps de Saignement
F -	Temps de Céphaline + Activateur
G -	Dosage facteur IX
QCM 5	**Parmi les propositions concernant le Temps de céphaline + activateur, quelles sont celles exactes ? (Jusqu'à 3 réponses)**
A -	Explore l'hémostase primaire
B -	Consiste à activer la voie intrinsèque de la coagulation
C -	Consiste à activer la voie extrinsèque de la coagulation
D -	Le TCA est anormal lorsque le rapport temps du malade/temps du témoin est supérieur à 1,2 (1,3 chez l'enfant)
E -	Il explore les facteurs VII, X, V, II
F -	Est modifié en cas de thrombopathie

QCM 6	**Concernant la maladie de Willebrand, quelles sont les propositions vraies ? (Jusqu'à 6 réponses)**

A - Est toujours constitutionnelle
B - Est lié à l'X
C - De façon physiologique, le taux plasmatique de vWF est plus bas chez les sujets du groupe O
D - Provoque des hémorragies touchant les tissus profonds
E - Provoque des saignements cutanéomuqueux inexpliqués
F - La forme la plus fréquente est le type 1, qui est un déficit qualitatif du facteur vWF
G - Un déficit en facteur VIII est généralement associé
H - Les saignements sont dus à une thrombopénie
I - Le TCA peut être allongé

QCM 7	**Quelles sont les anomalies qui peuvent être retrouvées dans le cadre d'une CIVD ? (Jusqu'à 5 réponses)**

A - Thrombopénie
B - TCA diminué
C - Augmentation du facteur V
D - Une augmentation du fibrinogène entre 2 prélèvements
E - Une augmentation des produits de dégradation de la fibrine (PDF)
F - D-Dimères effondrés

QCM 8	**Quelles sont les propositions vraies ? (Jusqu'à 5 réponses)**

A - Le Temps de Quick et Temps de Prothrombine mesure la même chose
B - Le Temps de Prothrombine est exprimé en secondes
C - Le Temps de Quick est exprimé en pourcentage
D - Le Temps de Quick explore les facteurs VII, X, V, II et fibrinogène
E - Le Temps de Prothrombine explore les facteurs VIII, IX

QCM 9	**Concernant le TCA, quelles sont les propositions vraies ? (Jusqu'à 3 réponses)**

A - Un TCA allongé révèle toujours une anomalie hémorragique
B - L'allongement du TCA peut être d'origine médicamenteuse
C - Un allongement du TQ et du TCA en même temps permet de dépister un déficit en facteur VIII ou IX
D - L'allongement du TCA peut révéler une anomalie à risque thrombotique
E - L'allongement du TCA peut révéler un déficit asymptomatique

QCM 10	**Concernant l'hémophilie congénitale, quelles sont les propositions vraies ? (Jusqu'à 5 réponses)**

A - L'hémophilie A est caractérisée par un déficit en facteur IX
B - L'hémophilie B est caractérisée par un déficit en facteur X
C - Seuls les garçons sont atteints (sauf cas exceptionnels)
D - Est autosomique récessif
E - Il peut ne pas y avoir d'antécédent familial d'hémophilie
F - L'hémophilie B est plus fréquente
G - Se présente par des saignements provoqués par un choc parfois minime
H - Se manifeste par des atteintes cutanéomuqueuses

QCM 11	**On évoque une thrombopathie devant : (Jusqu'à 3 réponses)**

A - Hémorragies touchant les tissus profonds
B - TCA augmenté
C - TCA diminué
D - TCA normal
E - TP augmenté
F - TP normal
G - TP diminué
H - Thrombopénie
I - Saignements cutanéomuqueux inexpliqués

QCM 12	**Dans le cadre d'une maladie de Willebrand congénitale de type 1 : (Jusqu'à 7 réponses)**

A - Le facteur IX est le plus souvent diminué
B - vWF : Ag est <50%
C - vWF : RCo est autant diminué que le vWF : Ag
D - Est lié à l'X
E - Est autosomique récessif
F - Est autosomique dominant
G - Le TCA peut être allongé
H - Le temps de saignement peut être normal ou allongé
I - Le TP est diminué

QCM 13	Concernant les NACO (nouveaux anticoagulants oraux), quelles sont les propositions vraies ? (Jusqu'à 4 réponses)

A - Sont des inhibiteurs de la thrombine et du Xa
B - Sont indiqués pour les Fibrillations Atriales d'origine valvulaire
C - Nécessite une surveillance de l'INR tous les 20 jours minimum
D - Il n'y a pas d'antidote
E - Sont contre indiqués si la clairance de la créatininémie est inférieure à 20mL/min
F - Nécessite une surveillance de l'héparinémie
G - Sont administrés par des injections sous cutané quotidiennes ou biquotidiennes

QCM 14	Quel est la conduite à tenir face à un surdosage asymptomatique en AVK avec INR 5 pour INR cible à 2,5 ? (Jusqu'à 5 réponses)

A - Pas de saut de prise
B - Saut d'une prise
C - Pas d'apport de vitamine K
D - Apport de 1-2mg de vitamine K
E - Apport de 5mg de vitamine K
F - Contrôle INR à 30minutes
G - Identifier la cause du surdosage
H - Transfusion Culots Globulaires
I - Utilisation de PPSB
J - Contrôler l'INR le lendemain

QCM 15	Que faire face à une hémorragie grave sous AVK ? (Jusqu'à 6 réponses)

A - Arrêt des AVK
B - Posologie de vitamine K fonction de l'INR
C - Administrer concentré de PPSB (25UI/kg)
D - Administrer vitamine K 10mg per os
E - Expansion volémique
F - Objectif INR < 0,5
G - Contrôle INR le lendemain
H - Geste d'hémostase après équilibre hémodynamique
I - Si INR > 1,5 à 30 minutes, alors refaire vitamine K

QCM 16	Au cours d'une insuffisance hépatocellulaire, on retrouve : (Jusqu'à 4 réponses)

A - Allongement du TP
B - Diminution du TQ par diminution précoce du taux de FVII
C - Allongement du TCA avec un FVIII normal voire élevé
D - Allongement du TQ par diminution précoce du taux de FVII
E - Facteur V toujours normal voire augmenté
F - Diminution du facteur V

QCM 17	Quelles peuvent être les causes de TQ allongé et TCA normal ? (Jusqu'à 3 réponses)

A - Début de traitement par AVK
B - Insuffisance hépatocellulaire
C - CIVD
D - Hémophilie congénitale A
E - Hémophilie congénitale B
F - Déficit en facteur VII acquis
G - Maladie de Willebrand acquise
H - Hémophilie acquise
I - Maladie de Willebrand congénitale

QCM 18	Quelles peuvent être les causes de TCA allongé et TQ normal ? (Jusqu'à 7 réponses)

A - Début de traitement par AVK
B - Hémophilie congénitale A
C - Hémophilie congénitale B
D - Maladie de Willebrand congénitale
E - Maladie de Willebrand acquise
F - Hémophilie acquise
G - Déficit en facteur VII acquis
H - CIVD
I - Insuffisance hépatocellulaire
J - La présence d'un anticoagulant circulant
K - Déficit en facteur XII

QCM 19	**Concernant la descendance d'un garçon atteint d'hémophilie A, quelles sont les propositions vraies ? (Jusqu'à 2 réponses)**

A - Toutes les filles seront saines (non porteuses de la mutation)
B - Tous les garçons seront sains
C - 50% des garçons seront atteints d'hémophilie A
D - 50% des filles seront atteintes d'hémophilie A
E - 25% des filles seront atteintes d'hémophilie A
F - 25% des filles seront conductrices
G - 50% des garçons seront conducteurs
H - 50% des filles seront conductrices
I - Tous les garçons seront atteints d'hémophilie A
J - Toutes les filles seront conductrices

QCM 20	**Dans quelles circonstances le Temps de Saignement peut il être allongé (avec TQ et TCA normaux) ? (Jusqu'à 4 réponses)**

A - Thrombocytose essentielle
B - Hémophilie A
C - Purpura thrombopénique auto-immun
D - Maladie de Willebrand
E - Hémophilie B
F - Prise de clopidogrel
G - Déficit en FVIII acquis

QROC 1	**Quels sont les 3 temps de l'hémostase ? (4 mots)**
QROC 2	**A quel facteur de coagulation est complexé le facteur Willebrand ? (1 mot)**
QROC 3	**Quel est la principale contre-indication des HBPM ? Et quel dosage sanguin faire pour s'assurer de l'absence de cette CI ? Texte libre (1 à 3 mots)**
QROC 4	**Quel dosage effectuer pour surveiller un traitement par AVK ? (1 mot)**
QROC 5	**Quels sont les facteurs de coagulation vitamine K-dépendants ? (4 mots)**
QROC 6	**Quel est le système inhibiteur de la coagulation qui est vitamine K-dépendant ? (5 mots)**
QROC 7	**Quel dosage biologique effectuer pour adapter/surveiller le traitement par héparine non fractionnée d'une patiente présentant un syndrome des antiphospholipides avec présence d'un anticoagulant circulant ? (1 mot)**
QROC 8	**Quel est l'antidote de l'HNF (et en partie des HBPM) ? Texte libre (1 à 3 mots)**
QROC 9	**Quel facteur doser pour différencier une hypovitaminose K d'une insuffisance hépatocellulaire ? (1 mot)**
QROC 10	**Pourquoi le TP peut-il être bas (<70%) dans les cholestases ? Texte libre (1 à 3 mots)**
QROC 11	**Quelle vaccination faudra t-il penser à effectuer chez un sujet atteint d'hémophilie congénitale ? Texte libre (1 à 3 mots)**
QROC 12	**Comment est défini le déficit en FVIII dans une hémophilie A avec un taux de FVIII entre 1 et 5% ? (1 mot)**
QROC 13	**Quelle est la maladie constitutionnelle de l'hémostase la plus fréquente ? Texte libre (1 à 3 mots)**
QROC 14	**A quoi sont liées les AVK dans le sang ? (1 mot)**
QROC 15	**Hormis le risque infectieux, quel est le risque majeur d'un traitement substitutif par concentrés de FVIII chez un patient atteint d'hémophilie A ? Texte libre (1 à 3 mots)**
QROC 16	**Quel est le traitement utilisé en première intention dans la maladie de Willebrand de type 1 ? (1 mot)**
QROC 17	**Quelle est la leucémie la plus souvent responsable d'une CIVD ? Texte libre (1 à 3 mots)**

QROC 18	**Durant la grossesse, à quel moment est-il possible d'utiliser des AVK ?** **Texte libre (1 à 3 mots)**
QROC 19	**Dans quel tube sont recueillis les bilans d'hémostase (TCA et TQ) ?** **(1 mot)**
QROC 20	**Que devez-vous recueillir lors de la recherche de la mutation 20210A du gène de la prothrombine (II) ?** **Texte libre (1 à 3 mots)**

2 Corrigé

		V F	Cotation	Commentaires, conseils et coaching
QCM 1	A -	V	1	HEMOSTASE = hémostase primaire + coagulation + fibrinolyse • Hémostase primaire : - Vasoconstriction - Plaquettes adhèrent au sous endothélium grâce au vWF - Agrégation des plaquettes entre elles avec aide du fibrinogène
	B -	F	-1	
	C -	F	-1	
	D -	V	2	
	E -	F	-1	
	F -	V	1	
	G -	V	1	
	H -	F	-1	
	I -	F	-1	
	J -	F	-1	
QCM 2	A -	F	MZ	Facteurs de coagulation • Tous synthétisés par le foie • Circulent sous forme non active (activation en "cascade") • 2, 7, 9, 10 vitamine K dépendants (+protéine S/protéine C) Voie extrinsèque (FT + FVII)
	B -	V	3	
	C -	F	0	
	D -	F	MZ	
	E -	V	2	
	F -	F	-2	
QCM 3	A -	F	MZ	3 systèmes empêchent une extension inutile et dangereuse de la coagulation • L'antithrombine (inhibe la thrombine et facteur Xa), action augmentée par les héparanes de sulfates (d'où le dosage de l'activité anti-Xa dans certaines conditions lors de l'utilisation d'HBPM) • Système protéine S/protéine C • TFPI Déficit en antithrombine ou protéine S ou protéine C (dans certaines thrombophilies constitutionnelles) = risque de thromboses
	B -	F	-1	
	C -	F	-1	
	D -	V	1	
	E -	V	1	
	F -	F	-1	
	G -	V	2	
	H -	F	-1	
	I -	V	1	
	J -	F	-1	
QCM 4	A -	V	2	Hémostase primaire : • Vasoconstriction • Plaquettes (numération plaquettaire : thrombopénie ?) • Facteur Willebrand - dosage quantitatif = vWF: Ag - dosage qualitatif = dosage de l'activité cofacteur du vWF pour la ristocétine vWF: RCo • Temps de Saignement
	B -	F	-1	
	C -	F	-1	
	D -	V	2	
	E -	V	1	
	F -	F	MZ	
	G -	F	-1	
QCM 5	A -	F	MZ	TCA = temps de céphaline + activateur • Activation voie intrinsèque de la coagulation (par le kaolin par exemple donc TCK) - Explore facteurs IX, VIII, XII, XI + voie "commune" (II, V, X et fibrinogène) Céphaline = phospholipide qui remplace les phospholipides des plaquettes (donc test non modifié si thrombopénie ou thrombopathie)
	B -	V	1	
	C -	F	-1	
	D -	V	4	
	E -	F	-2	
	F -	F	-1	
QCM 6	A -	F	-1	Maladie de Willebrand constitutionnelle • Saignements cutanéomuqueux inexpliqués avec antécédents familiaux - 3 types × Type 1 =AD, déficit quantitatif, vWF : RCo abaissé dans les mêmes proportions que le vWF : Ag et le FVIII (<50%) × Type 3 = AR, déficit quantitatif, mêmes proportions mais sévère (<1%) × Type 2 = AD, déficit qualitatif, vWF : RCo plus bas que vWF : Ag Existe certains cas où le déficit en facteur Willebrand est acquis (hypothyroïdie, dysglobulinémie monoclonale, thrombocytémie essentielle)
	B -	F	MZ	
	C -	V	1	
	D -	F	-1	
	E -	V	2	
	F -	F	-1	
	G -	V	1	
	H -	F	-1	
	I -	V	1	

QCM 7	A -	V	3	CIVD a de nombreuses étiologies, surexpression du facteur tissulaire • Manifestations hémorragiques et/ou thrombotiques - Consommation des plaquettes, facteurs et fibrinogène puis hyperfibrinolyse secondaire Aucun signe biologique pathognomonique mais souvent : • Thrombopénie • Hypofibrinogénémie • Diminution des facteurs (V+++) donc allongement du TCA et TQ • Hyperfibrinolyse secondaire donc augmentation des PDF et D-Dimères
	B -	F	-2	
	C -	F	-1	
	D -	F	MZ	
	E -	V	2	
	F -	F	-1	
QCM 8	A -	V	2	Temps de Quick • En secondes Temps de Prothrombine • En pourcentage (anormal si inférieur à 70%) Explore la voie extrinsèque = Facteur VII + voie "commune" : II, V, X et fibrinogène
	B -	F	-1	
	C -	F	-1	
	D -	V	3	
	E -	F	MZ	
QCM 9	A -	F	MZ	TCA allongé de manière isolée (TQ normal) peut révéler : • Déficit en facteur VIII ou IX ou XI : risque hémorragique • Déficit en facteur XII : asymptomatique • Anticoagulants circulants : risque thrombotique TCA et TQ allongés • Déficit en facteur II, V, X et/ou fibrinogène (voie commune)
	B -	V	1	
	C -	F	-1	
	D -	V	3	
	E -	V	1	
QCM 10	A -	F	-1	Hémophilie congénitale • Un tiers secondaire à une mutation de novo, lié à l'X - Hémophilie A = déficit en FVIII - Hémophilie B = déficit en FIX × Donc TCA allongé de manière isolée, pas d'anticoagulant circulant, taux plasmatique vWF est normal
	B -	F	-1	
	C -	V	2	
	D -	F	-1	
	E -	V	2	
	F -	F	-1	
	G -	V	1	
	H -	F	-2	
QCM 11	A -	F	0	Thrombopathie • Anomalie hémostase primaire - Évoquée devant saignements inexpliqués cutanéomuqueux × TP (ou TQ) normal × TCA normal × Taux de plaquettes normal +++ acquises (rechercher cause médicamenteuse)
	B -	F	-1	
	C -	F	-1	
	D -	V	1	
	E -	F	0	
	F -	V	1	
	G -	F	0	
	H -	F	0	
	I -	V	3	
QCM 12	A -	F	MZ	Maladie de Willebrand congénitale de type 1 (existe 3 types) • Trouble de l'hémostase primaire, déficit qualitatif vWF (<50% mais non sévère) - Autosomique dominant vWF permet de transporter le FVIII donc FVIII peut être diminué (et donc TCA peut être augmenté)
	B -	V	1	
	C -	V	1	
	D -	F	-2	
	E -	F	-2	
	F -	V	1	
	G -	V	1	
	H -	V	1	
	I -	F	-1	
QCM 13	A -	V	2	Dabigatran (inhibiteur de la trombine) Rivaroxaban (inhibiteur Xa) • Avantages: - Pas de contrôle biologique - Au moins équivalent aux AVK • Inconvénients : - Pas d'antidote - Effet anticoagulant non évaluable car pas de test biologique Retenir principalement qu'ils peuvent être utilisés pour le traitement des FA non valvulaires avec score CHADSVASC ≥ 2
	B -	F	-1	
	C -	F	-3	
	D -	V	1	
	E -	V	2	
	F -	F	MZ	
	G -	F	-2	

QCM	Item	Réponse	Points	Commentaire
QCM 14	A -	F	0	Surdosage • Asymptomatique = connaître tableau HAS - Ici, INR entre 4 et 6 pour cible à 2,5 × Saut d'une prise × Pas d'apport de vitamine K Toujours : • Contrôle INR le lendemain (si asymptomatique) • Rechercher la cause du surdosage
	B -	V	1	
	C -	V	1	
	D -	F	0	
	E -	F	-1	
	F -	F	-2	
	G -	V	2	
	H -	F	MZ	
	I -	F	MZ	
	J -	V	1	
QCM 15	A -	V	1	Grave si : • Retentissement hémodynamique • Nécessité transfusions concentrés érythrocytaires • Hémorragie non contrôlable par moyens usuels • Localisation pouvant engager le pronostic vital • Nécessité geste hémostatique en urgence INR en urgence, mais ne pas attendre le résultat pour traiter • PPSB + Vitamine K 10mg per os ou IV • Contrôle INR à 30 minutes • Si > 1,5 alors refaire PPSB (car agit immédiatement contrairement à la vitamine K) • Mesures associées : expansion volémique, hémostase
	B -	F	MZ	
	C -	V	1	
	D -	V	1	
	E -	V	1	
	F -	F	MZ	
	G -	F	MZ	
	H -	V	1	
	I -	F	-2	
QCM 16	A -	F	-2	Insuffisance hépatocellulaire : • TCA allongé avec taux FVIII normal voire élevé par diminution de sa clairance (et FV, FII, FX diminués) • TQ allongé par diminution précoce FVII (puis diminution FV, II, X) • Thrombopénie modérée (++ par hypersplénisme) • Fibrinogène diminué si sévère • Facteur V diminué (signe de gravité des hépatopathies) contrairement à l'hypovitaminose K
	B -	F	-2	
	C -	V	1	
	D -	V	1	
	E -	F	MZ	
	F -	V	3	
QCM 17	A -	V	2	TQ explore la voie extrinsèque (FVII) et voie commune (II, V, X, fibrinogène) • FVII est le premier facteur à baisser lors d'un traitement par vitamine K ou une insuffisance hépatocellulaire car sa demi-vie est très courte (4h) Déficit en FVII congénital est rare
	B -	V	1	
	C -	F	-1	
	D -	F	-1	
	E -	F	-1	
	F -	V	2	
	G -	F	-1	
	H -	F	-1	
	I -	F	-1	
QCM 18	A -	F	-1	TCA allongé de manière isolé : • Déficit en facteur VIII (hémophilie A ou Willebrand) ou IX (hémophilie B) ou XI ou XII (aucun retentissement clinique) • Présence d'anticoagulant circulant
	B -	V	1	
	C -	V	1	
	D -	V	1	
	E -	V	1	
	F -	V	1	
	G -	F	-1	
	H -	F	MZ	
	I -	F	-1	
	J -	V	1	
	K -	V	1	
QCM 19	A -	F	0	Ici bien sûr on ne considère pas le fait qu'une nouvelle mutation de novo soit possible (probabilité très très faible) • Lié à l'X (filles très rarement touchées, devraient être homozygotes pour la mutation pour être considérées « malades ») • Les garçons seront donc tous indemnes (le père atteint transmet son chromosome Y) • Les filles seront toutes conductrices (le père transmet forcément son chromosome X -qui est porteur de la mutation-)
	B -	V	1,5	
	C -	F	0	
	D -	F	0	
	E -	F	0	
	F -	F	0	
	G -	F	0	
	H -	F	0	
	I -	F	0	
	J -	V	1,5	

QCM 20				
	A -	V	2	TS explore l'hémostase primaire, si allongé alors : • Atteinte des plaquettes (thrombopénie, thrombocytose, thrombopathie (++médicamenteuses ou secondaires aux syndromes myéloprolifératifs)) • Maladie de Willebrand (TCA peut être allongé, et TS peut être normal) • Afibrinogénémie (mais TCA et TQ allongés)
	B -	F	-1	
	C -	V	1	
	D -	V	1	
	E -	F	-1	
	F -	V	1	
	G -	F	-1	
			100	**Total QCM**

	Réponses	Cotation	Commentaires, conseils et coaching
QROC 1	• Hémostase primaire • Coagulation • Fibrinolyse	2 2 1	In vivo ces 3 phases sont étroitement imbriquées et se déclenchent simultanément
QROC 2	• Facteur VIII	5	Donc possible diminution du facteur VIII dans les maladies de Willebrand • Toujours doser le facteur Willebrand en même temps que le facteur VIII
QROC 3	• Insuffisance rénale/clairance créatininémie <30mL/min • Créatininémie	3 2	Autres CI = antécédent(s) de TIH, syndrome hémorragique, thrombopénie, hypersensibilité
QROC 4	• INR	5	Toujours effectuer dosage INR si : • Symptôme chez un patient sous AVK AVK = INR Ne pas attendre le résultat du dosage de l'INR si hémorragie grave sous AVK
QROC 5	• II (2) • VII (7) • IX (9) • X (10)	1 2 1 1	Tous sont fabriqués par le foie mais seuls les facteurs II, VII, IX, X sont vitamine K-dépendants • VII à une demi-vie très courte (premier à diminuer)
QROC 6	• Système protéine S/protéine C	5	Donc toujours effectuer une recherche de déficit en protéine S ou protéine C (dans le cadre d'un bilan de thrombophilie) à distance d'un traitement par AVK • Si AVK : protéine S, protéine C, FII, FVII, FIX et FX sont diminués
QROC 7	• Héparinémie • Si TCA mis alors ZERO	5 MZ	Anticoagulant circulant (=anticorps antiprothrombinase) • Alors le TCA est déjà allongé chez cette patiente • (non corrigé par l'ajout de plasma témoin c'est-à-dire par l'ajout de facteurs de coagulation, indice de ROSNER >13) • Donc surveiller le traitement par le dosage de l'héparinémie
QROC 8	• Sulfate de protamine / protamine	5	Neutralisation incomplète des HBPM car persistance d'une activité anti-Xa partielle • Car protamine neutralise principalement l'activité anti-IIa
QROC 9	• Facteur V (5)	5	Normal dans les hypovitaminoses K (secondaires à un traitement par AVK ou lors des cholestases où il y a diminution du cycle entéro-hépatique des acides biliaires qui permettent l'absorption des vitamines liposolubles comme la vitamine K) Mais facteur diminué dans les insuffisances hépatocellulaires car FV synthétisé par le foie
QROC 10	• Hypovitaminose K/ diminution absorption vitamine K	5	Cholestase • Difficulté de drainage des voies biliaires - Diminution d'acides biliaires dans l'intestin grêle (synthétisés par le foie et circulent ensuite dans les voies biliaires) × Diminution d'absorption des vitamines liposolubles (vitamine A, D, E et K = ADEK) × Hypovitaminose K (TP bas et TCA allongé)

QROC 11	• Vaccination contre le VHB	5	Patients multi transfusés • Concentrés érythrocytaires lors d'hémorragie, concentrés de facteur VIII ou IX (issu d'un pool de nombreux patients) Ne pas faire le vaccin en intramusculaire (en centre spécialisé, en sous cutanée)
QROC 12	• Déficit modéré	5	<1% = sévère (pas de traumatisme, hémarthroses à l'âge de la marche) 1-5% = modéré (traumatisme minime) 5-30% = minime 30-50% = frustre (asymptomatique)
QROC 13	• Maladie de Willebrand	5	Transmission autosomique dominante pour les types 1 et 2 Donc affecte les 2 sexes Atteinte hémostase primaire donc saignements cutanéomuqueux spontanés et/ou provoqués, précoces
QROC 14	• Albumine	5	Attention aux interactions médicamenteuses • Si compétition pour se fixer sur l'albumine alors il y a plus de forme libre d'AVK donc effet plus important - Toujours effectuer un contrôle de l'INR 48-72h après l'introduction d'un nouveau traitement - Eviter l'automédication (AINS +++) = EDUCATION
QROC 15	• Inhibiteur anti-FVIII	5	+++ chez le patient atteint d'hémophile A sévère (FVIII<1%)
QROC 16	• Desmopressine (DDAVP)	5	Analogue de l'ADH (=MINIRIN©) • Libère le vWF et FVIII contenus dans les cellules - Toujours effectuer test thérapeutique à la desmopressine chez ces patients × Si "bons répondeurs" : administration (IV ou intra nasale) de ce traitement lors de certaines situations (ex : intervention chirurgicale) × Si non ou mauvais répondeurs : administration de vWF purifié Aussi utilisé chez les patients atteints d'hémophile A mineure et chez les patients présentant un diabète insipide d'origine centrale (défaut de synthèse d'ADH)
QROC 17	• Leucémie aiguë myéloïde 3/ LA promyélocytaire	5	Translocation 15;17 en cytogénétique Bon pronostic Corps d'Auer en fagots en cytologie
QROC 18	• 2ème trimestre (si héparine impossible)	5	Tératogène entre 6 et 9ème SA Risque hémorragique à 36SA
QROC 19	• Citraté	5	Toutes les réactions enzymatiques de la coagulation nécessitent la présence du calcium • Donc recueil avec chélateur du calcium pour empêcher une coagulation immédiate dans le tube - Ajout de calcium dans le plasma lors de la réalisation des tests de coagulation
QROC 20	• Consentement écrit éclairé	2+3	Génétique : • Arbre généalogique, conseil génétique, enquête familiale, consentement écrit et éclairé, information, accord parental si sujet mineur, dépistage famille à proposer, respect du secret médical, résultats remis en mains propre au patient • Diagnostic anténatal voire diagnostic préimplantatoire (pour maladie grave et incurable)
		100	**Total QROC**

FICHE DE SYNTHESE : POINTS CLES UE POUR MIEUX REPONDRE AUX QUESTIONS ISOLEES ET AUX DOSSIERS CLINIQUES PROGRESSIFS	
Titres	**Eléments à cocher lors des QCM Mots clés des QROC**
ZEROS	Recherche prise de **TRAITEMENT ANTICOAGULANT ?** Antécédents familiaux de syndrome hémorragique (arbre généalogique) Type de saignement (cutanéomuqueux ? tissus profonds ?) **BILAN PRE TRANSFUSIONNEL** – Bilan retentissement du syndrome hémorragique NFS, Bilan d'hémostase (INR)
Définition	Hémostase = hémostase primaire + coagulation + fibrinolyse
Etiologies	MEDICAMENTEUSE ++++++++++++ Anomalie **hémostase primaire** = thrombopénie, thrombopathie, maladie de Willebrand constitutionnelle ou acquise, anomalie vasculaire Anomalie de la **coagulation** = CIVD, Insuffisance hépatocellulaire, hypovitaminose K, hémophilie congénitale ou acquise
Clinique	Anomalie hémostase primaire = saignements cutanéomuqueux, purpura pétéchial et/ou ecchymotique, saignements spontanés et/ou provoqués, précoces Anomalie de la coagulation = hémorragies touchant les tissus profonds, saignements provoqués par un traumatisme minime & retardés Rechercher syndrome anémique, syndrome tumoral, syndrome infectieux
Examens complémentaires	Hémostase primaire = NFS, vWF : Ag, vWF : RCo, Temps de Saignement Coagulation = TCA (voie intrinsèque + commune), TQ (voie extrinsèque avec FVII + commune), fibrinogénémie, dosage des facteurs (VIII toujours avec dosage facteur Willebrand et inversement) Bilan thrombophilie acquise (SAPL : recherche d'anticoagulant circulant (indice de ROSNER, anticardiolipine, anti β2GP1)), et constitutionnelle (déficit protéine S, C, ATIII, présence FV Leiden, FII modifié) BILAN PRE TRANSFUSIONNEL
Traitement	**ARRET des anticoagulants** REVERSION DES AVK : PPSB et VITAMINE K Concentrés de vWF purifié et/ou desmopressine Traitements substitutifs : concentrés de FVIII ou de FIX REMPLISSAGE, TRANSFUSIONS, GESTE D'HEMOSTASE
EDUCATION	PAS D'AUTOMEDICATION Centre spécialisé, carte d'hémophile Eviter les injections intramusculaires, les sports violents, les médicaments modifiant l'hémostase (aspirine, AINS, AAP, AVK, HBPM, HNF) Pansement compressif après ponction Conduite à tenir en cas de saignement Vaccination contre le VHB des patients atteints d'hémophilie **CONSEIL GENETIQUE**

UE questions isolées Item 213

1 Enoncé

QCM 1 **Que montre l'hémogramme au cours d'un syndrome mononucléosique ? (Jusqu'à 5 réponses)**

A - Leucopénie
B - Hyperleucocytose
C - Lymphopénie
D - Diminution des monocytes
E - Lymphocytose
F - Monocytose
G - Au moins 50% de lymphocytes activés
H - Les autres lignées sont normales ou peu modifiées
I - Dans les formes simples, il existe très fréquemment une anémie sévère

QCM 2 **Quelles peuvent être les causes de syndrome mononucléosique ? (Jusqu'à 4 réponses)**

A - Infections virales
B - Infections parasitaires
C - Infections bactériennes
D - Médicaments
E - Leucémie aiguë
F - Leucémie myéloïde chronique

QCM 3 **Concernant l'infection à CMV, quelles sont les propositions exactes ? (Jusqu'à 2 réponses)**

A - < 1% de la population est porteuse du virus
B - Entre 1 et 30% de la population est porteuse du virus
C - Entre 30 et 50% de la population est porteuse du virus
D - Plus de 50% de la population est porteuse du virus
E - La primo-infection est symptomatique dans la plupart des cas

QCM 4 **Concernant la toxoplasmose, quelles sont les propositions vraies ? (Jusqu'à 4 réponses)**

A - Est secondaire à un parasite
B - Est secondaire à un virus
C - Est secondaire à une bactérie
D - Est secondaire à Toxoplasma gondii
E - N'est pas grave chez l'immunocompétent
F - N'est pas grave chez une femme enceinte
G - N'est pas grave chez l'immunodéprimé
H - Est principalement transmis par le chien

QCM 5 **Concernant la mononucléose infectieuse, quelles sont les propositions vraies ? (Jusqu'à 4 réponses)**

A - Est liée à une primo-infection à EBV
B - Est liée à une primo-infection à CMV
C - Est liée à une primo-infection à toxoplasma gondii
D - Le virus est transmis par voie salivaire
E - Est très fréquente chez l'enfant en bas âge
F - Est la cause la plus fréquente de syndrome mononucléosique

QCM 6 **Concernant l'infection à EBV, quelles sont les propositions exactes ? (Jusqu'à 3 réponses)**

A - La primo-infection s'exprime le plus souvent par une angine
B - < 30% des adultes ont eu une primo-infection
C - 30 à 60% des adultes ont eu une primo-infection
D - Plus de 80% des adultes ont eu une primo-infection
E - Le diagnostic de primo-infection à EBV est affirmé par la positivité des IgG anti EBNA
F - Est à traiter par des antibiotiques (pénicilline de préférence)

QCM 7	Concernant la primo infection à CMV, quelles sont les propositions exactes ? (Jusqu'à 6 réponses)
A -	Il faut y penser devant toute fièvre prolongée de plus de 2 semaines
B -	Il faut y penser devant une angine
C -	Il faut y penser devant la présence de multiples adénopathies
D -	Il peut y avoir une splénomégalie
E -	Il peut y avoir une cytolyse biologique
F -	Est affirmée par la mise en évidence sur un seul examen d'IgG anti CMV
G -	Peut être grave chez l'immunodéprimé

QCM 8	Concernant la primo-infection à toxoplasma gondii, quelles sont les propositions vraies ? (Jusqu'à 5 réponses)
A -	L'hémogramme montre très souvent une anémie normocytaire
B -	L'hémogramme peut retrouver un syndrome mononucléosique
C -	L'hémogramme peut retrouver une hyperéosinophilie
D -	S'exprime très souvent cliniquement par une angine pseudomembraneuse
E -	S'exprime cliniquement par une asthénie et des adénopathies cervicales
F -	Un traitement est indiqué chez la femme enceinte

QCM 9	Quelles peuvent être les complications de la mononucléose infectieuse ? (Jusqu'à 6 réponses)
A -	Anémie hémolytique auto-immune (avec présence d'agglutinines froides)
B -	Thrombopénie auto-immune
C -	Néphropathie glomérulaire
D -	Rupture de rate
E -	Méningite, encéphalite
F -	Hépatite cytolytique
G -	Syndrome de Guillain Barré

QCM 10	Comment peut être l'angine dans le cadre d'une mononucléose infectieuse ? (Jusqu'à 4 réponses)
A -	Erythémateuse, érythémato-pultacée
B -	Pseudomembraneuse avec atteinte de la luette et membranes non décollables
C -	Ulcéro-nécrotique
D -	Accompagnée d'un purpura pétéchial du palais
E -	Il n'y a jamais d'angine au cours d'une mononucléose infectieuse
F -	Pseudomembraneuse épargnant la luette

QROC 1	Outre l'hémogramme, quel examen confirme le syndrome mononucléosique ? Texte libre (1 à 3 mots)
QROC 2	Quels sont les 3 causes infectieuses les plus fréquentes d'un syndrome mononucléosique ?
QROC 3	A quoi correspondent les grands lymphocytes activés du syndrome mononucléosique ? (5 mots)
QROC 4	Quel examen demander face à une suspicion clinique de primo-infection VIH ? Texte libre (1 à 3 mots)
QROC 5	Quel profil sérologique présente un patient ayant eu une infection ancienne à EBV ?
QROC 6	Quels sont les 2 examens à demander pour confirmer le diagnostic de mononucléose infectieuse ?
QROC 7	Quels sont les 2 populations de personnes chez lesquelles une primo-infection à CMV peut être grave ?
QROC 8	Hormis une sérologie, par quelle autre technique peut être mis en évidence le CMV ? Texte libre (1 à 3 mots)
QROC 9	Dans sa forme habituelle, quelle est l'évolution des mononucléoses infectieuses ? (2 mots)
QROC 10	Quel traitement administrer face à une séroconversion toxoplasmique chez une femme enceinte ?

2 Corrigé

		V F	Cotation	Commentaires, conseils et coaching
QCM 1	A -	F	MZ	Hyperleucocytose (donc GB >10G/L) • Lymphocytose (lymphocytes >4G/L) • Monocytose • Au moins 10% de lymphocytes activés (autres noms : grands mononucléaires bleutés ; cellules lymphoïdes atypiques) Syndrome mononucléosique = définition biologique (avec polymorphisme cellulaire au frottis, dont la présence de grands lymphocytes activés)
	B -	V	2	
	C -	F	MZ	
	D -	F	-1	
	E -	V	1	
	F -	V	1	
	G -	F	-1	
	H -	V	1	
	I -	F	-1	
QCM 2	A -	V	1	Tous symptômes ou toutes modifications biologiques doivent faire évoquer une origine iatrogène +++++ Causes syndrome mononucléosique : • Infections - Virales : EBV, CMV, VIH, VHA, VHB, VHC, rubéole, dengue - Parasitaires : toxoplasmose, paludisme - Bactériennes : brucellose, listériose, syphilis secondaire • Médicaments - Peut ou pas accompagner un DRESS-syndrome (avec hyperéosinophilie, réaction 2 à 6 semaines après la mise en route du traitement si pas d'exposition antérieure, atteintes rénale, pulmonaire voire cardiaque possibles)
	B -	V	1	
	C -	V	1	
	D -	V	2	
	E -	F	-2	
	F -	F	-2	
QCM 3	A -	F	0	Fréquence du portage ++++ Asymptomatique ++++++ Transmis par contact direct ou avec les sécrétions de patients infectés
	B -	F	0	
	C -	F	0	
	D -	V	5	
	E -	F	-2	
QCM 4	A -	V	1	Parasite protozoaire • Contamination par ingestion d'aliments contenants des oocystes ou après contact avec des animaux contaminés (CHAT+++) Asymptomatique +++ chez l'immunocompétent Risque de toxoplasmose congénitale si primo-infection durant la grossesse (faire sérologie toxoplasmique mensuelle aux femmes enceintes séronégatives pour la toxoplasmose) Chez l'immunodéprimé : • Risque de reproduction du parasite pouvant entraîner des lésions cérébrales et oculaires (voire cardiaques, pulmonaires, hépatiques...) - Penser à la prophylaxie antiparasitaire si CD4<200/mm3
	B -	F	-2	
	C -	F	-1	
	D -	V	2	
	E -	V	2	
	F -	F	MZ	
	G -	F	MZ	
	H -	F	-2	
QCM 5	A -	V	2	Mononucléose infectieuse = forme symptomatique de la primo-infection à EBV = maladie du "baiser" • Car transmis par la salive • Donc observée chez l'adolescent ou adulte jeune Majorité des primo-infections à EBV = asymptomatique +++
	B -	F	-1	
	C -	F	-1	
	D -	V	2	
	E -	F	-1	
	F -	V	1	
QCM 6	A -	F	-1	Primo-infection à EBV = asymptomatique la plupart du temps = fréquent • Si symptomatique alors correspond à la mononucléose infectieuse - Diagnostic affirmé par la présence d'IgM anti VCA (capside) (IgM car réponse primaire, primo-infection) puis secondairement apparition des IgG anti VCA puis à distance Ig anti EBNA (antigènes nucléaires) Ig anti EBNA = témoin d'infection ancienne
	B -	F	-2	
	C -	F	-1	
	D -	V	5	
	E -	F	-2	
	F -	F	MZ	

QCM 7	A -	V	2	Primo-infection CMV = asymptomatique la plupart du temps, sinon : • Clinique : - Ictère, splénomégalie, fièvre prolongée depuis 2 semaines, toux, PAS d'adénopathie, PAS d'angine • Biologique : - Syndrome mononucléosique, neutropénie et thrombopénie possibles, cytolyse hépatique - IgM anti CMV ou augmentation des IgG anti CMV sur 2 examens successifs (15 jours 3 semaines d'écart)
	B -	F	-1	
	C -	F	-1	
	D -	V	1	
	E -	V	1	
	F -	F	-2	
	G -	V	1	
QCM 8	A -	F	-1	Primo-infection toxoplasma gondii = le plus souvent asymptomatique, sinon : • (Syndrome mononucléosique + éosinophilie) • Asthénie ++ qui peut persister quelques semaines Traitement chez l'immunodéprimé (avec prophylaxie secondaire ensuite) et chez la primo-infection de la femme enceinte (d'abord parasitostatique pour éviter le passage placentaire puis si transmission affirmée alors traitement parasitocide)
	B -	V	1	
	C -	V	1	
	D -	F	-1	
	E -	V	2	
	F -	V	1	
QCM 9	A -	V	1	Complications qui s'intègrent dans le contexte • Splénomégalie + douleur abdominale = penser infarctus splénique et/ou rupture de rate EBV peut s'exprimer de nombreuses façons
	B -	V	1	
	C -	F	-1	
	D -	V	1	
	E -	V	1	
	F -	V	1	
	G -	V	1	
QCM 10	A -	V	1	MNI = primo-infection symptomatique à EBV, adolescent et adulte jeune • Syndrome pseudo grippal (algies diffuses) • Adénopathies cervicales, splénomégalie • Angine (++ érythémateuse, mais autres formes possibles) • Exanthème avec rash du visage (peut être provoqué par la prise d'aminopénicilline, mais ne correspond pas à une allergie aux pénicillines !!) Proposition B correspond à l'angine dans le cadre d'une diphtérie (y penser face à ce type d'angine chez un sujet non vacciné de retour d'un pays de l'Est de l'Europe)
	B -	F	MZ	
	C -	V	1	
	D -	V	1	
	E -	F	-1	
	F -	V	1	
			50	**Total QCM**

	Réponses	Cotation	Commentaires, conseils et coaching
QROC 1	• Frottis sanguin	5	Il met en évidence les cellules lymphoïdes morphologiquement anormales • Polymorphisme cellulaire avec +++ grande cellule au cytoplasme hyperbasophile (= bleu) - Pas de blaste et les cellules non lymphoïdes sont normales
QROC 2	• Mononucléose infectieuse • Infection à CMV • Toxoplasmose	5	Syndrome d'étiologie infectieuse +++++ • Penser à la primo-infection VIH
QROC 3	• Lymphocytes T CD8 cytotoxiques activés	3 2	Activés en réponse à un pathogène (EBV, CMV, toxoplasma gondii, VIH, VHB, VHC, HHV6, bactéries...)
QROC 4	• Antigénémie p24 ou • ARN VIH plasmatique ou • Sérologie VIH Toujours avec accord	5 ou 5 ou 2	Antigénémie p24 se positive 15 jours (temps de latence) après le contage ARN VIH plasmatique se positive 10 jours après le contage Sérologie VIH (recherche d'anticorps anti gp120 et gp41) = plus long à se positiver • Pensez à répéter la sérologie si négative et suspicion diagnostique forte • Donc pensez à préciser sérologie VIH 1 et 2 (ELISA + western blot, combiné à la détection de l'Ag p24) avec **accord du patient**
QROC 5	• IgG anti-VCA • IgG anti-EBNA	2 3	A connaître +++

QROC 6	• MNI test • Sérologie spécifique EBV	1 4	MNI = PI symptomatique à EBV • MNI test (mais F+ donc peu utilisé) • Sérologie EBV - IgM anti VCA - Pas d'IgG anti VCA ou alors ascension des taux entre 2 examens - PAS D'IgG anti EBNA
QROC 7	• Femmes enceintes • Immunodéprimés	4 1	Risque de mort in utéro, hypotrophie, choriorétinite, microcéphalie, surdité Pneumopathies, choriorétinites +++, atteintes neurologiques et digestives chez les patients immunodéprimés
QROC 8	• Charge virale CMV par PCR (niveau plasmatique ou autre)	5	Peu de place chez l'immunocompétent • +++ chez l'immunodéprimé (suivi de greffe de moelle, transplantation d'organe, patient infecté par le VIH)
QROC 9	• Guérison spontanée	5	Avec asthénie résiduelle dans la plupart du temps
QROC 10	• SPIRAMYCINE (traitement parasitostatique)	5	Sérologie mensuelle + règles hygiéno-diététiques si séronégative toxo au début de grossesse • Si apparition IgM : - Confirmer la séroconversion à 15j-3semaines - Consultation spécialisée - Traitement parasitostatique - Rechercher une transmission materno-fœtale (amniocentèse après 18SA avec accord : PCR (recherche toxoplasma gondii) + test inoculation à la souris) - Si TMF confirmée, alors traitement parasitocide
		50	**Total QROC**

FICHE DE SYNTHESE : POINTS CLES UE POUR MIEUX REPONDRE AUX QUESTIONS ISOLEES ET AUX DOSSIERS CLINIQUES PROGRESSIFS	
Titres	**Eléments à cocher lors des QCM Mots clés des QROC**
ZEROS	Hémogramme + frottis sanguin
Définition	Syndrome mononucléosique = 50% cellules mononucléées (hyperlymphocytose et hypermonocytose) avec >10% de lymphocytes activés + cellules lymphoïdes non blastiques morphologiquement anormales **MNI = Primo-infection symptomatique à EBV**
Etiologies	3 plus fréquentes : MNI, infection à CMV, toxoplasmose INFECTIEUSES : • Virales +++ = EBV, CMV, VIH, (hépatite A, VHB, VHC, rubéole...) • Bactériennes = brucellose, listériose, fièvres typhoïdes • Parasitaires = toxoplasmose, paludisme MEDICAMENTS ++++++
Clinique	**ASYMPTOMATIQUE dans la plupart des cas** MNI = angine, SMG, fièvre, asthénie, adénopathies, éruption sous aminopénicilline/ adolescent CMV = fièvre prolongée, SMG, toux / adulte jeune VIH = syndrome pseudo-grippal, polyadénopathie / rapport sexuel à risque, drogue IV
Examens complémentaires	Sérologies +++++ / antigénémie p24
Traitement	Abstention dans la plupart des cas Traitement CMV chez les immunodéprimés (ganciclovir) Traitement toxoplasmose lors séroconversion femme enceinte, chez les immunodéprimés (PENSER PROPHYLAXIE PRIMAIRE) Traitement des formes graves de MNI (par corticothérapie)
Complications	Guérison spontanée avec asthénie résiduelle dans la majeure partie des MNI, infection à CMV et toxoplasmose de l'immunocompétent Risque de fœtopathie Nombreuses complications de l'EBV/ Nombreuses atteintes du CMV chez l'immunodéprimé

UE questions isolées Item 214

1 Enoncé

QCM 1	Concernant les polynucléaires éosinophiles, quelles sont les propositions exactes ? (Jusqu'à 4 réponses)
A -	Ils sont essentiellement répartis au niveau tissulaire
B -	Ils ont un rôle de défense
C -	Toutes les parasitoses donnent des hyperéosinophilies
D -	Une hyperéosinophilie chronique n'aura aucun retentissement
E -	Permettent la synthèse des IgE
F -	Ils ont un rôle cytotoxique direct
QCM 2	**Concernant l'hyperéosinophilie, quelles sont les propositions exactes ? (Jusqu'à 3 réponses)**
A -	Est définie par des polynucléaires basophiles >50/mm3
B -	Est définie par des polynucléaires éosinophiles >50/mm3
C -	Est définie par des polynucléaires basophiles >500/mm3
D -	Est définie par des polynucléaires éosinophiles >500/mm3
E -	Est massive si le taux de polynucléaires éosinophiles est >1,5G/L
F -	Doit être au mieux confirmée sur plusieurs hémogrammes répétés
QCM 3	**En France métropolitaine, quelles parasitoses "autochtones" peuvent être à l'origine d'hyperéosinophilie ? (Jusqu'à 7 réponses)**
A -	Toxocarose
B -	Anguillulose
C -	Ankylostomose
D -	Oxyurose
E -	Teaniasis
F -	Bilharziose urinaire
G -	Bilharziose digestive
H -	Distomatose
QCM 4	**Quelle(s) pathologie(s) évoquer face à un asthme et une hyperéosinophilie ? (Jusqu'à 4 réponses)**
A -	Asthme allergique extrinsèque
B -	Pemphigus
C -	Syndrome de Widal
D -	Périartérite noueuse
E -	Maladie de Crohn
F -	Vascularite à ANCA
G -	Aspergillose BronchoPulmonaire Allergique
H -	Leucémie myéloïde chronique
QCM 5	**Quelle(s) pathologie(s) évoquer face à un prurit et une hyperéosinophilie ? (Jusqu'à 3 réponses)**
A -	Parasitoses
B -	Syndrome de Widal
C -	Pemphigus
D -	Pemphigoïde bulleuse
E -	Lymphome cutané
F -	Maladie de Crohn

QCM 6	Quelles peuvent être les causes d'hyperéosinophilies "primitives" ou "essentielles" ? (Jusqu'à 5 réponses)

A - Un cancer solide
B - Anguillulose
C - Syndrome de Widal
D - Hyperéosinophilies familiales
E - Leucémie myéloïde chronique
F - Périartérite noueuse
G - Leucémie myélomonocytaire
H - Syndrome d'hyperéosinophilie essentielle

QCM 7	Parmi ces propositions, quelle(s) peu(ven)t être la (les) cause(s) d'hyperéosinophilies ? (Jusqu'à 2 réponses)

A - Dengue
B - Toxocarose
C - Leishmaniose
D - Kyste amibien
E - Infection bactérienne sévère

QCM 8	Quelles sont les fonctions principales des polynucléaires éosinophiles ? (Jusqu'à 2 réponses)

A - Synthèse des Immunoglobulines E
B - Phagocytose des œufs de parasites
C - Hémostase primaire
D - Coagulation
E - Neutralisation des réactions d'hypersensibilité immédiate

QROC 1	Quelles sont les 3 causes d'hyperéosinophilies à évoquer en priorité ?
QROC 2	Face à des signes fonctionnels respiratoires + infiltrats pulmonaires labiles + hyperéosinophilie, quel syndrome évoquez-vous ? (1 mot)
QROC 3	Citez une classe médicamenteuse qui peut entraîner une diminution du nombre de PNEo circulants ?
QROC 4	De quoi est composée la triade du syndrome de Widal ?
QROC 5	Quelle est la principale cytokine qui permet l'éosinophilopoïèse ? (2 mots)
QROC 6	Quel type de parasite est le plus souvent responsable d'hyperéosinophilie ? (1 mot)
QROC 7	Quel type de toxidermie grave peut être accompagné d'une hyperéosinophilie ? Quel est son délai d'apparition après introduction du traitement ?
QROC 8	Au stade de phase d'invasion lors d'une bilharziose, quel examen complémentaire pourra aider à poser le diagnostic? Texte libre (1 à 3 mots)
QROC 9	Quelle parasitose tropicale évoquer face à une hyperéosinophilie fluctuante, cyclique ? Et pourquoi ? Texte libre (1 à 3 mots)
QROC 10	Quelle pathologie évoquez-vous face à une hyperéosinophilie + atteinte rénale + livedo cutané à distance d'un cathétérisme artériel ?

2 Corrigé

		V F	Cotation	Commentaires, conseils et coaching
QCM 1	A -	V	2	Rôle de défense contre parasites Rôle dans les réactions allergiques et inflammatoires Rôle cytotoxique direct par libération de médiateurs • Lésions organiques possibles (++fibrose endocardique)
	B -	V	1	
	C -	F	-1	
	D -	F	-1	
	E -	F	MZ	
	F -	V	2	
QCM 2	A -	F	-2	HE si PNEo >0,5G/L ou >500/mm3
	B -	F	-2	
	C -	F	-2	
	D -	V	3	
	E -	V	1	
	F -	V	1	
QCM 3	A -	V	1	Parasitoses “autochtones” vs parasitoses tropicales (voyage en zone d’endémie, conduite à risque : alimentation, baignade en eaux douces)
	B -	F	-1	
	C -	F	-1	
	D -	V	2	
	E -	V	1	
	F -	F	-1	
	G -	F	-1	
	H -	V	1	
QCM 4	A -	V	1	Asthme + hyperéosinophilie • Asthme allergique extrinsèque Si hyperéosinophilie élevée, évoquer : • Churg Strauss (vascularite à ANCA) • Syndrome de Widal • Aspergillose BronchoPulmonaire Allergique • Syndrome de LÖFFLER
	B -	F	MZ	
	C -	V	1	
	D -	F	-1	
	E -	F	-1	
	F -	V	2	
	G -	V	1	
	H -	F	-1	
QCM 5	A -	V	2	HE + prurit : • Parasitoses (contamination anguillulose ++) • Lymphome cutané épidermotrope • Pemphigoïde bulleuse (lésion jonction dermo-épidermique)
	B -	F	-1	
	C -	F	-2	
	D -	V	2	
	E -	V	1	
	F -	F	-1	
QCM 6	A -	F	-2	Causes primitives = anomalies clonales qui affectent directement la lignée éosinophile : • HE familiales (AD, rares +++) • Remaniements chromosomiques acquis - LMC (chromosome Phi) - LMMC - SHE (HE >1,5G/L pendant plus de 6 mois après enquête étiologique exhaustive / diagnostic d’exclusion) × Variant myéloïde (“leucémie chronique à éosinophile”) × Variant lymphoïde (anomalies lymphocytes aboutissant à une surproduction d’IL5) × Idiopathique
	B -	F	-2	
	C -	F	-2	
	D -	V	1	
	E -	V	1	
	F -	F	-2	
	G -	V	1	
	H -	V	2	
QCM 7	A -	F	-2	Helminthoses donnent hyperéosinophilie Protozooses qui peuvent donner une hyperéosinophilie : • Primo-infection toxoplasmique (et infection intestinale à Isospora) Infection bactérienne sévère entraîne une diminution des PNEo circulants (comme les corticoïdes)
	B -	V	5	
	C -	F	-1	
	D -	F	-1	
	E -	F	-2	
QCM 8	A -	F	MZ	PNEo ont aussi un rôle délétère dans de nombreuses pathologies du fait de la sécrétion de nombreux médiateurs inflammatoires
	B -	V	3	
	C -	F	MZ	
	D -	F	MZ	
	E -	V	2	
			40	**Total QCM**

	Réponses	Cotation	Commentaires, conseils et coaching
QROC 1	• Parasites • Allergies • Médicaments	1 2 2	Comme toujours devant un symptôme ou une modification biologique : • Evoquer la iatrogénie
QROC 2	• LÖFFLER	5	Lié à l'invasion/migration larvaire (peut s'y associer des signes cutanés) • Passage transcutané ou transmuqueux (digestif) - Lymphe, sang - Poumons, ascension jusque trachée puis déglutition dans tube digestif
QROC 3	• Corticoïdes	5	Attention au risque d'anguillulose maligne lors de corticothérapie chez des personnes avec anguillulose (qui donne une hyperéosinophilie)
QROC 4	• Asthme • Polypose naso-sinusienne • Intolérance à l'aspirine	1 2 2	Y penser devant asthme + hyperéosinophilie élevée
QROC 5	• Interleukine 5	5	Profil de sécrétion Th2 (par les lymphocytes) • Expression IgE • Stimulation PNEo par IL5 +++
QROC 6	• Helminthoses (les "vers")	5	Examens complémentaires + interrogatoire (voyage en zone endémie, habitudes alimentaires) • Si recherche négative - Traitement antihelminthique d'épreuve - Eviter la corticothérapie (risque d'hyper infestation larvaire)
QROC 7	• DRESS syndrome • 2 à 6 semaines	3 2	Arrêt du traitement incriminé
QROC 8	• Sérologie bilharzioses	5	Phase d'invasion larvaire : • Migration tissulaire donc hyperéosinophilie est plus marquée Cinétique : • Symptômes de l'invasion (fièvre, toux) • Puis apparaît de manière retardée la séroconversion et l'hyperéosinophilie (EPS et/ou EPU négatifs à ce stade) • A distance : phase d'état où l'examen parasitologique des selles et/ou des urines sera là contributif (à 2-3mois)
QROC 9	• Anguillulose • Cycle d'AUTO infestation digestif	3 2	Contamination par voie transcutanée, en "zone tropicale" • Lymphe, circulation veineuse, poumons, trachée (invasion tissulaire donc hyperéosinophilie), déglutition, tube digestif Cycle d'auto infestation : • Tube digestif, passage transmuqueux, circulation veineuse, poumons, trachée (invasion tissulaire), déglutition
QROC 10	• Maladie des emboles de cristaux de cholestérol	5	Patient athéromateux • Cathétérisme artériel - Atteinte rénale + musculaire + digestive + cutané (livedo, blue « toe ») secondaires à la migration des emboles de cristaux de cholestérol. A DISTANCE DU CATHETERISME × Faire Fond d'œil CPK, biopsie cutanée…
		50	**Total QROC**

FICHE DE SYNTHESE : POINTS CLES UE POUR MIEUX REPONDRE AUX QUESTIONS ISOLEES ET AUX DOSSIERS CLINIQUES PROGRESSIFS	
Titres	**Eléments à cocher lors des QCM Mots clés des QROC**
ZEROS	Signe à ne pas négliger Répétez les NFS (+ frottis) Isolée sur la NFS ?
Définition	PNEo >500/mm3 ou >0,5G/L confirmé sur plusieurs hémogrammes
Etiologies	NOMBREUSES +++ PARASITOSES (Helminthoses+++++) ALLERGIE **MEDICAMENTEUSES** Cancers (solides et hémopathies) Maladies systémiques SHE = diagnostic d'exclusion, PNEo >1500/mm3 >6mois, avec atteinte viscérale
Clinique	Pas de symptôme spécifique Interrogatoire ++++ : • Enquête sur **prise médicaments** • Mode de vie (profession, habitudes alimentaires, loisirs, animaux) • **Voyages** récents (localisation géographiques, situations à risque : baignade en eaux douces, marche pieds nus, « péril fécal ») • Antécédents d'**atopie** Autres : prurit, SF respiratoires, AEG...
Examens complémentaires	NFS, Frottis à répéter Sérologies parasitaires, examens parasitologiques (lors des phases d'états) Myélogramme si autre anomalie NFS et/ou frottis évoquant une hémopathie Fonction des points d'appels Echocardiographie transthoracique pour rechercher un retentissement de l'hyperéosinophilie
Traitement	ETIOLOGIQUE (traitement antiparasitaire, arrêt d'un traitement incriminé...) Attention à l'utilisation de **corticoïdes et le risque d'anguillulose maligne**
Complications	Spécifiques si PNEo >1500/mm3 : • Cardiologiques (fibrose endocardique) • Pulmonaires • Neurologiques Liées à la pathologie responsable

UE questions isolées Item 215

1 Enoncé

QCM 1	**Concernant le métabolisme du fer, quelles sont les propositions vraies ? (Jusqu'à 3 réponses)**

A - Dans l'organisme 80% du fer est sous forme héminique et 20% sous forme non héminique
B - En moyenne les besoins quotidiens sont de l'ordre de 10g/jour
C - Le fer héminique est absorbé directement par la muqueuse intestinale
D - Dans le sang circulant le fer est pris en charge par sa protéine porteuse : la ferritine
E - Le fer sérique est libre dans le plasma
F - Le fer doit être à l'état ferrique pour être absorbé au pôle apical des entérocytes

QCM 2	**Concernant le coefficient de saturation de la sidérophiline, quelles sont les propositions vraies ? (Jusqu'à 4 réponses)**

A - La sidérophiline est la protéine de transport du fer dans le sang circulant
B - Est le rapport fer sérique sur capacité totale de fixation de la ferritine
C - Est le rapport fer sérique sur capacité totale de fixation de la transferrine
D - Est le rapport ferritine sur fer sérique
E - Est le rapport ferritine sur transferrine
F - Augmente ou est normal dans les carences martiales
G - Est normalement de 33%
H - Est normalement de 60%

QCM 3	**Que peut-il y avoir sur l'hémogramme d'une carence martiale isolée, ancienne, non traitée ? (Jusqu'à 3 réponses)**

A - Polyglobulie
B - Anémie normocytaire normochrome
C - Anémie macrocytaire normochrome
D - Anémie microcytaire hypochrome
E - Polynucléose
F - Leucopénie
G - Neutropénie
H - Thrombopénie
I - Thrombocytose
J - Anémie régénérative

QCM 4	**Concernant le bilan martial au cours d'une carence martiale, quelles sont les propositions vraies ? (Jusqu'à 5 réponses)**

A - Il est perturbé avant l'apparition de l'anémie à l'hémogramme
B - La sidérémie est augmentée
C - La sidérémie est diminuée
D - La ferritinémie est augmentée
E - Le coefficient de saturation de la transferrine est diminué
F - Le dosage de la transferrine est augmenté
G - Le dosage de la sidérophiline est diminué
H - La capacité totale de saturation (ou fixation) de la sidérophiline est augmentée

QCM 5	**Quels sont les signes cliniques qui peuvent être secondaires à une sidéropénie ? (Jusqu'à 4 réponses)**

A - Syndrome cordonal postérieur
B - Syndrome pyramidal
C - Chute capillaire
D - Ongles cassants
E - Glossite
F - Saignements
G - Perlèches

QCM 6	**Quels sont les paramètres utiles pour distinguer une anémie par carence martiale d'une anémie inflammatoire ? (Jusqu'à 4 réponses)**

A - La ferritinémie
B - Le taux d'hémoglobine
C - La CCMH
D - Le VGM
E - Le taux de réticulocytes
F - La numération plaquettaire
G - Le fibrinogène sanguin

QCM 7	**Quelles peuvent être les causes d'anémies microcytaires à fer sérique élevé? (Jusqu'à 5 réponses)**

A - Thalassémie
B - Anémies sidéroblastiques constitutionnelles
C - Microangiopathie thrombotique
D - Saturnisme
E - Carence martiale en cours de traitement
F - Carence en B12
G - Carence en B9
H - Carence en B6

QCM 8	**Quelles pathologies peuvent être à l'origine d'une carence martiale ? (Jusqu'à 5 réponses)**

A - Cancer du colon
B - Hémochromatose
C - Un syndrome myélodysplasique traité par transfusions itératives
D - Une maladie de Willebrand
E - Un fibrome utérin
F - Un ulcère gastroduodénal
G - Une prise d'anticoagulant

QCM 9	**Quel est le traitement d'une anémie (bien tolérée) par carence martiale chez une jeune fille de 20 ans sans aucune cause retrouvée hormis des ménorragies (Jusqu'à 4 réponses)**

A - Transfusion de culots globulaires en urgence vitale
B - Transfusion de concentrés plaquettaires
C - Transfusion de plasma
D - « Suppression » des menstruations par hormonothérapie
E - Fer ferrique en parentérale
F - Fer ferrique per os
G - Fer ferreux per os
H - Fer ferreux en parentérale

QCM 10	**Quelles peuvent être les effets secondaires du fer per os ? (Jusqu'à 4 réponses)**

A - Méléna
B - Selles noires
C - Selles blanchâtres
D - Ictère
E - Nausées
F - Douleurs abdominales

QCM 11	**Concernant l'hémochromatose primitive dite classique, quelles sont les propositions vraies ? (Jusqu'à 3 réponses)**

A - Est aussi appelée hémochromatose héréditaire
B - L'expression des transporteurs au niveau du duodénum est abaissée, l'absorption du fer est donc inférieure aux pertes
C - Est liée à une mutation du gène de l'hepcidine
D - La pénétrance est incomplète
E - Les premiers symptômes apparaissent généralement plus tôt chez l'homme que chez la femme

QCM 12	**Quelles sont les symptômes classiques que peut présenter un patient atteint d'une hémochromatose primitive classique non traitée ? (Jusqu'à 5 réponses)**

A - Démence
B - Ascite
C - Anneau de Kayser Fleischer
D - Syndrome extrapyramidal
E - Pâleur cutanéo muqueuse
F - Arthralgies
G - Asthénie
H - Angiomes stellaires
I - Aménorrhée secondaire

QCM 13 **Quelles complications vont compromettre le pronostic vital d'un patient atteint d'une hémochromatose primitive classique ?**
(Jusqu'à 5 réponses)

A - Diabète non insulino-requérant
B - Ferritinémie >300µg/L chez l'homme sans aucune manifestation clinico-biologique
C - Coefficient de saturation de la transferrine >45% sans aucune manifestation clinico-biologique
D - Carcinome hépatocellulaire
E - Impuissance
F - Diabète insulino-requérant
G - Ferritinémie >200µg/L chez la femme sans aucune manifestation clinico-biologique
H - Troubles du rythme cardiaque
I - Insuffisance cardiaque

QCM 14 **Concernant le dépistage familial par test génétique de l'hémochromatose primitive classique, quelle(s) sont les proposition(s) vraie(s) ?**
(Jusqu'à 3 réponses)

A - Se fait uniquement chez les patients ayant une perturbation du bilan martial
B - Le généticien sera chargé d'informer les apparentés du patient de la pathologie dont il est atteint
C - Les sujets indemnes de la mutation seront surveillés tous les 3 ans (bilan martial + interrogatoire + examen clinique)
D - Doit faire suite à un consentement écrit et éclairé
E - La normalité du bilan martial permet d'éviter le dépistage génétique

QCM 15 **Quels conseils peuvent être donnés à un patient atteint d'hémochromatose primitive classique ?**
(Jusqu'à 3 réponses)

A - Boire du thé
B - Se supplémenter en vitamine C
C - Un régime pauvre en fer
D - Eviter les hépatotoxiques
E - Vaccination contre hépatite E

QCM 16 **Quelles sont les contre-indications permanentes à la réalisation de saignées dans le cadre du traitement d'une hémochromatose primitive classique ?**
(Jusqu'à 3 réponses)

A - Toutes les cardiopathies sévères (peu importe l'étiologie)
B - Thalassémie mineure
C - Thalassémie majeure
D - Toutes les anémies
E - Une anémie sidéroblastique

QCM 17 **Quelles sont les propositions exactes concernant les patients présentant une hémochromatose primitive classique de stade 1 ?**
(Jusqu'à 4 réponses)

A - Le traitement fait intervenir les saignées
B - La ferritinémie est >300µg/L chez la femme et >200µg/L chez l'homme
C - La ferritinémie est >300µg/L chez l'homme et >200µg/L chez la femme
D - Le coefficient de saturation de la transferrine est supérieur à 45%
E - Sont surveillés tous les 3 ans
F - Sont surveillés tous les ans

QCM 18 **Quelles sont les contre-indications temporaires des saignées ?**
(Jusqu'à 4 réponses)

A - La grossesse
B - Ferritinémie >1000µg/L chez l'homme
C - Cirrhose
D - Une hémoglobine <11g/dL
E - Un diabète non insulino-requérant
F - Un diabète insulino-requérant
G - Une hypotension

QCM 19 **Quelles peuvent être les causes secondaires de surcharge en fer ?**
(Jusqu'à 6 réponses)

A - Transfusionnelles
B - Hépatite C
C - Hémochromatose par mutation du gène de l'hepcidine
D - Surcharge alimentaire
E - Hépatopathie alcoolique
F - Hémochromatose par mutation du gène de la ferroportine 1
G - Hémochromatose primitive classique

QCM 20	**Quelles peuvent être les bénéfices attendus des saignées dans le cadre d'une hémochromatose primitive classique ?** **(Jusqu'à 5 réponses)**

A - Réversibilité de la cirrhose
B - Amélioration partielle possible de la cardiopathie
C - Disparition de la mélanodermie
D - Réversibilité du diabète
E - Amélioration de l'asthénie
F - Amélioration des arthralgies

QROC 1	**Quelle est l'hormone de régulation de l'absorption du fer ?**
QROC 2	**Quels sont les 2 types de réserves macrophagiques de fer ?**
QROC 3	**Quels sont les 3 mécanismes qui peuvent être à l'origine d'une carence martiale ?**
QROC 4	**Quel dosage recommande l'HAS en 1ère intention pour faire le diagnostic de carence martiale ?**
QROC 5	**Face à quelle situation « infectieuse » faut-il rechercher une carence martiale chez l'enfant ?**
QROC 6	**Quelle est la cause de carence martiale la plus fréquente chez l'enfant ?**
QROC 7	**Quel est le critère d'arrêt de traitement d'une carence martiale ?** **(2 mots)**
QROC 8	**Que faut-il évoquer face à la persistance d'une microcytose et d'une hypochromie -sans anémie- avec bilan martial strictement normal, après le traitement d'une carence martiale chez un patient adulte ?** **(2 mots)**
QROC 9	**Quel examen paraclinique réalisez-vous chez un homme de 45 ans avec une anémie microcytaire, sans antécédent personnel ni familial, se plaignant de rectorragie ?** **Texte libre (1 à 3 mots)**
QROC 10	**Quelle boisson peut inhiber l'absorption du fer ?** **Texte libre (1 à 3 mots)**
QROC 11	**Quel est le gène atteint lors d'une hémochromatose primitive classique ?**
QROC 12	**Quelles sont les 2 mutations les plus fréquentes de ce gène ?**
QROC 13	**Quel est le mode de transmission de l'hémochromatose primitive classique ?** **(2 mots)**
QROC 14	**Quel paramètre biologique est dosé devant une suspicion clinique et/ou biologique d'hémochromatose ? Quel seuil est utilisé ?** **Texte libre (1 à 3 mots)**
QROC 15	**Citez 3 causes d'hyperferritinémie à coefficient de saturation de la transferrine élevé ?**
QROC 16	**A partir de quel stade traite t-on une hémochromatose primitive classique selon les recommandations de l'HAS ?**
QROC 17	**Quels sont les 2 principaux types de traitements qui peuvent être utilisés dans ce cadre ?**
QROC 18	**Chez un patient présentant une hémochromatose primitive classique non traitée se plaignant d'une gonarthrite gauche, quels sont vos 2 hypothèses diagnostiques ?**
QROC 19	**Quels sont les 2 étapes de la stratégie thérapeutique contre l'hémochromatose primitive classique ?**
QROC 20	**Comment surveiller le risque de carcinome hépatocellulaire chez les patients atteints d'une hémochromatose primitive classique ?** **(5 mots)**

2 Corrigé

		V F	Cotation	Commentaires, conseils et coaching
QCM 1	A -	V	2	Fer alimentaire 10 à 25mg/jour • Absorption de 10% (qui compense les pertes de 1 à 3mg/jour) (sous forme héminique est absorbé directement sinon sous forme fer ferreux) 80% du fer de l'organisme est sous forme héminique (hémoglobine, myoglobine, cytochrome…) et 20% sous forme non héminique (transferrine, ferritine, hémosidérine) Transferrine est le transporteur du fer dans le sang circulant
	B -	F	-1	
	C -	V	3	
	D -	F	MZ	
	E -	F	-1	
	F -	F	-1	
QCM 2	A -	V	2	Sidérophiline = transferrine Estimation indirecte de la transferrine par le dosage de la capacité totale de fixation (ou de saturation) de la sidérophiline (CTF ou CTS) • Le coefficient de saturation de la sidérophiline est le rapport : - Fer sérique / CTS (ou CTF) × Diminué dans les carences martiales × Augmenté dans les hémochromatoses
	B -	F	-1	
	C -	V	2	
	D -	F	-1	
	E -	F	-1	
	F -	F	-1	
	G -	V	1	
	H -	F	-2	
QCM 3	A -	F	MZ	Carence martiale : • Anémie microcytaire (VGM<80fL), hypochrome (CCMH<32), arégénérative car centrale (mais aucun intérêt de doser les réticulocytes face à une anémie microcytaire car sera toujours d'origine centrale) • Thrombocytose possible
	B -	F	-1	
	C -	F	MZ	
	D -	V	3	
	E -	F	-2	
	F -	F	-2	
	G -	F	-2	
	H -	F	-1	
	I -	V	2	
	J -	F	MZ	
QCM 4	A -	V	1	Bilan martial perturbé puis apparition de l'anémie microcytaire hypochrome • Carence martiale : - Sidérémie (=fer sérique) = diminuée - Ferritinémie (=réserve) = diminuée (car réserve vidée) - Transferrine (=sidérophiline) = augmentée (car besoin de transporter) donc CTF ou CTS augmenté × Donc rapport fer sérique/CTS est effondré = coefficient de saturation de la sidérophiline
	B -	F	MZ	
	C -	V	1	
	D -	F	MZ	
	E -	V	1	
	F -	V	1	
	G -	F	MZ	
	H -	V	1	
QCM 5	A -	F	-2	Saignement chronique engendre une sidéropénie Sidéropénie entraîne : • Fragilité des phanères • Fragilité des muqueuses
	B -	F	-2	
	C -	V	1	
	D -	V	2	
	E -	V	1	
	F -	F	-2	
	G -	V	1	
QCM 6	A -	V	3	Et la CRP La vitesse de sédimentation sera augmentée dans les 2 cas (car toute anémie augmente la vitesse de sédimentation des hématies) Attention anémie d'origine mixte possible (un cancer digestif entraîne un saignement chronique occulte et un état inflammatoire)
	B -	F	MZ	
	C -	F	MZ	
	D -	F	-2	
	E -	F	-1	
	F -	F	-1	
	G -	V	2	
QCM 7	A -	V	1	Attention un fer sérique normal au cours d'un traitement par carence martiale ne doit pas faire arrêter le traitement • Critère d'arrêt = ferritinémie normale Les autres causes sont rares Penser saturnisme face à un enfant qui présente douleurs abdominales + anémie microcytaire + contexte insalubre Fer sérique diminué dans les anémies inflammatoires
	B -	V	1	
	C -	F	-1	
	D -	V	1	
	E -	V	1	
	F -	F	-1	
	G -	F	-1	
	H -	V	1	

QCM	Item	Réponse	Points	Commentaire
QCM 8	A -	V	1	Certes, il faudra rechercher des facteurs aggravants (automédication par AINS, prise d'AAP ou d'anticoagulant) mais la prise d'un anticoagulant ne peut pas être la seule cause d'une carence martiale Coloscopie totale + FOGD + échographie utérine + bilan d'hémostase
	B -	F	MZ	
	C -	F	MZ	
	D -	V	1	
	E -	V	2	
	F -	V	1	
	G -	F	-2	
QCM 9	A -	F	MZ	Contraception si pas de contre-indication et si pas de désir de grossesse • Sel de fer ferreux per os 100-200mg/jour en dehors des repas si possible - Jusqu'à normalisation de la ferritinémie Carence martiale = traitement étiologique d'abord
	B -	F	MZ	
	C -	F	MZ	
	D -	V	2	
	E -	F	-3	
	F -	F	-2	
	G -	V	3	
	H -	F	-2	
QCM 10	A -	F	MZ	Patient doit être prévenu des effets secondaires possibles car sinon risque d'inobservance • Diminution des symptômes digestifs si prise pendant les repas mais diminution de l'absorption du fer • Fractionner les doses en cas d'effets indésirables Méléna = sang digéré (n'est donc pas secondaire à la prise de fer ferreux per os)= rechercher cause haute de saignement
	B -	V	2	
	C -	F	-1	
	D -	F	-1	
	E -	V	2	
	F -	V	1	

QCM 11	A -	V	3	Hémochromatoses primitives ou génétiques
				• La plus classique (>95%) des formes :
				  - Par mutation du gène HFE = type I
				    × Autosomique récessive (homozygote pour la mutation C282Y ou homozygote H63D ou hétérozygote composite H63D/C282Y), pénétrance incomplète, expressivité variable
				
				Premiers symptômes vers la ménopause chez la femme car les menstruations compensent la surcharge « endogène » en fer

	B -	F	MZ	
	C -	F	-2	
	D -	V	2	
	E -	F	-2	
QCM 12	A -	F	-1	Atteinte hépatique : • Evolution vers la cirrhose + CHC = le PRONOSTIC Atteinte cardiaque : • Cardiopathie dilatée, anomalies ECG Atteinte cutanée : • Mélanodermie Atteinte articulaire : • Arthralgies diffuses, migratrices, voire véritable crise de chondrocalcinose articulaire, ostéoporose Atteinte endocrinienne : • DIABETE +++++, hypogonadisme hypogonadotrope, hypothyroïdie périphérique Patient peut être asymptomatique (car dépistage ++++)
	B -	V	1	
	C -	F	-1	
	D -	F	-1	
	E -	F	MZ	
	F -	V	1	
	G -	V	1	
	H -	V	1	
	I -	V	1	

QCM 13	A -	F	-1	Plusieurs stades d'hémochromatose primitive classique
				• Dernier stade = stade 4 = expression clinique pouvant compromettre le pronostic vital
				  - Diabète insulino-requérant
				  - Cirrhose voire CHC
				  - Insuffisance cardiaque

	B -	F	MZ	
	C -	F	MZ	
	D -	V	2	
	E -	F	-1	
	F -	V	1	
	G -	F	MZ	
	H -	F	-1	
	I -	V	2	

QCM 14	A -	F	MZ	Génétique = secret médical = accord = consentement éclairé = conseil génétique
				• Patient informe ses apparentés sur sa pathologie
				• Puis conseil génétique avec généticien qui propose les tests génétiques
				  - Après consentement écrit éclairé
				  - Si indemne de la mutation de l'apparenté atteint alors
				    × Pas de nécessité de surveillance
				  - Si homozygotes :
				    × Surveillance et/ou traitement en fonction du stade

	B -	F	MZ	
	C -	F	MZ	
	D -	V	5	
	E -	F	MZ	

QCM 15	A -	V	2	Thé inhibe l'absorption du fer
	B -	F	MZ	Vitamine C augmente l'absorption en fer
	C -	F	-2	Pronostic hépatique, donc
	D -	V	3	• Eviter hépatotoxique, vaccinations VHA et VHB, pas d'alcool, pas de tabac, alimentation équilibrée
	E -	F	-2	Régime pauvre en fer n'est pas préconisé
QCM 16	A -	F	-1	3 contre-indications permanentes : • Anémie sidéroblastique • Thalassémie majeure • Cardiopathies sévères NON LIEES à l'hémochromatose Alternative = chélateurs du fer
	B -	F	-1	
	C -	V	2	
	D -	F	-1	
	E -	V	3	
QCM 17	A -	F	-2	Stade 0 = asymptomatique et bilan martial normal (surveillance 1x/3 ans)
	B -	F	-2	Stade 1 = asymptomatique = css >45%, ferritinémie normale
	C -	F	-1	• Surveillance annuelle (interrogatoire, examen clinique et bilan martial)
	D -	V	3	
	E -	F	-1	Stade 2 = asymptomatique mais ferritinémie élevée donc traitement
	F -	V	2	Stade 3 et 4 = symptomatique
QCM 18	A -	V	2	Contre-indications temporaires : • Grossesse • Hb <11g/dL • Hypotension • AOMI
	B -	F	MZ	
	C -	F	MZ	
	D -	V	1	
	E -	F	MZ	
	F -	F	MZ	
	G -	V	2	
QCM 19	A -	V	2	Secondaires donc non génétiques • +++ transfusionnelles (pathologies nécessitant des transfusions répétées : thalassémie, SMD, anémie sidéroblastique, drépanocytose) : surcharge en fer traitée par chélateur du fer, surveillance hépatique et cardiaque rapprochée (IRM fer-foie-cœur) • Maladie hépatique chronique • Surcharge alimentaire (plus rare)
	B -	V	1	
	C -	F	-2	
	D -	V	1	
	E -	V	1	
	F -	F	-2	
	G -	F	-2	
QCM 20	A -	F	MZ	Etat de fibrose/toxicité installé : • Etat de cirrhose irréversible, idem pour le diabète • D'où la nécessité d'un diagnostic rapide, pour un traitement et une recherche rapide des complications avant leurs installations définitives Les autres symptômes peuvent être améliorés, réversibles plus ou moins en totalité
	B -	V	1	
	C -	V	1	
	D -	F	-2	
	E -	V	2	
	F -	V	1	
			100	**Total QCM**

	Réponses	Cotation	Commentaires, conseils et coaching
QROC 1	• Hepcidine	5	Synthétisée par le foie • Inhibe le transport du fer - Diminution de son absorption et augmentation de sa rétention dans les cellules macrophagiques
QROC 2	• Ferritine • Hémosidérine	3 2	Réserves macrophagiques de fer au niveau du foie, de la rate et la moelle osseuse • Ferritine = stock rapidement disponible • Hémosidérine = stock plus lentement disponible
QROC 3	• Perte par hémorragie chronique • Malabsorption • Défaut d'apport	3 1 1	Perte physiologique de 1 à 3mg/jour Apport alimentaire de 10 à 30mg/jour et absorption de 10%

QROC 4	• Ferritinémie	5	Premier paramètre à diminuer dans le cadre d'une carence martiale • Car reflet des réserves en fer
QROC 5	• Infections répétées • Des voies aériennes surtout	4 1	Carence martiale • Risque de développer surtout des infections à répétition des voies aériennes (pensez aussi déficit immunitaire, RGO, tabagisme passif)
QROC 6	• Erreur nutritionnelle	5	Prévenir par : • Allaitement maternel exclusif, ou prise d'au moins 500mL de préparation infantile et diversification alimentaire Erreur nutritionnelle ou carence martiale de l'enfant : • Rechercher maltraitance, rechercher d'autres carences
QROC 7	• Ferritinémie • normale • (fer sérique = mz)	3 2	Fer sérique se normalise en 1 mois, mais l'arrêt du traitement s'effectue lors de la reconstitution des stocks de fer dans l'organisme • Normalisation de la ferritinémie en 3-4 mois environ
QROC 8	• Thalassémie • Hétérozygote ou mineure	4 1	Face à la persistance d'anomalie sur la NFS après traitement de carence martiale : • Evoquer inobservance - Faire bilan martial Microcytose + hypochromie + bilan martial normal = thalassémie • Faire électrophorèse de l'hémoglobine
QROC 9	• Coloscopie • totale	4 1	PAS D'HEMOCCULTT II car ici le patient est symptomatique (rectorragie + anémie microcytaire)
QROC 10	• Thé ++++	5	Donc éviter le fer ferreux per os + le thé ! Par contre, peut être proposé aux patients présentant une hémochromatose
QROC 11	• Gène HFE(1)	5	Sur le chromosome 6 (système HLA/CMH) • Physiopathologie pas vraiment élucidée - Entraîne une baisse de l'hepcidine et une augmentation des transporteurs au niveau des entérocytes
QROC 12	• C282Y • H63D	3 2	Soit C282Y/C282Y Soit C282Y/H63D Soit H63D/H63D Existe d'autres mutations mais celles-ci sont les plus fréquentes, et sont donc celles à rechercher en 1ère intention
QROC 13	• Autosomique • Récessif	1 4	Donc homozygote C282Y ou hétérozygote pour 2 mutations
QROC 14	• Coefficient de saturation de la transferrine/sidérophiline • > 45%	3 2	Existe d'autres causes d'élévation du Css Ferritinémie n'augmente que tardivement (lorsque survient la surcharge hépatique)

QROC 15	• Cytolyse hépatique • Cytolyse musculaire • Hémochromatoses primitives	2 1 2	Mais le CSS dans les hémochromatoses génétiques (HFE ou non) sera proche de 100%
QROC 16	• Stade 2	5	Pas d'expression clinique ou biologique • Mais CSS >45% et ferritinémie >300µg/L chez l'homme et >200µg/L chez la femme - Début du traitement - Recherche des complications
QROC 17	• Saignées/phlébotomies • Chélateurs de fer	3 2	Saignées ++++ sauf si contre-indications
QROC 18	• Arthrite SEPTIQUE • Arthrite microcristalline chondrocalcinose articulaire	3 2	Arthrite = toujours penser arthrite SEPTIQUE Hémochromatose = prédisposition aux arthrites microcristallines avec dépôts de pyrophosphate de calcium
QROC 19	• Traitement d'induction • Traitement d'entretien	3 2	Induction • Objectif ferritinémie <50µg/L • Puis phase d'entretien pour maintient de ce seuil
QROC 20	• αFP • Echographie abdominale/hépatique • 1x/6mois	1 2 2	Idem chez tous les patients atteints de cirrhose (peu importe l'étiologie de celle-ci)
		100	**Total QROC**

FICHE DE SYNTHESE : POINTS CLES UE POUR MIEUX REPONDRE AUX QUESTIONS ISOLEES ET AUX DOSSIERS CLINIQUES PROGRESSIFS	
Titres	**Eléments à cocher lors des QCM Mots clés des QROC**
ZEROS	Carence martiale : • Recherche de **saignement extériorisé**, syndrome anémique, bilan martial Hémochromatose : • Avec accord écrit, conseil génétique, secret médical, enquête familiale, bilan des complications, arrêt des hépatotoxiques, stade de la maladie
Définition	Carence martiale : • Anémie microcytaire hypochrome à fer sérique diminué, ferritinémie diminuée, coefficient de saturation de la sidérophiline diminué Hémochromatose génétique : • Diagnostic génétique, avec accord
Etiologies	Carence martiale : • Hémorragie chronique (cancer colon, fibrome utérin, ulcère gastroduodénal) • Malabsorption • Carence d'apport **Hémochromatose :** • **Secondaire post transfusionnelle ++** • Primitive (=génétique) par mutation du gène HFE ++ : autosomique récessive (mutations H63D, C282Y)
Clinique	Carence martiale • Syndrome anémique ++++ (tachycardie, palpitations, céphalées, vertiges, pâleur) + signe sidéropénique (fragilité phanères + muqueuses) Hémochromatose : • Mélanodermie, arthralgies migratrices, signe de cirrhose, antécédents familiaux
Examens complémentaires	Carence martiale : • Bilan martial (ferritinémie++++), (anémie = bilan pré-transfusionnel), **FOGD, coloscopie totale avec biopsie + étude histopathologique, échographie utérine** Hémochromatose : • Tests génétiques, css, ferritinémie, glycémie à jeun, bilan hépatique, TSH, testostérone, ostéodensitométrie, échocardiographie transthoracique, ECG, αFP + échographie abdominale/hépatique 1x/6mois
Traitement	Carence martiale : • Traitement étiologique • **Fer ferreux per os jusqu'à normalisation de la ferritinémie** Hémochromatose : • Phlébotomies/saignées : traitement d'induction puis d'entretien
Complications	Hémochromatose : • **Diabète, cirrhose** et CHC, cardiopathie dilatée, trouble de conduction, ostéoporose, troubles endocriniens, atteintes articulaires

UE questions isolées   Item 216

1 Enoncé

QCM 1	**Quels sont les organes lymphoïdes périphériques ? (Jusqu'à 6 réponses)**
A -	La rate
B -	La moelle osseuse
C -	Le thymus
D -	Le système nerveux central
E -	Les amygdales
F -	Les ganglions lymphatiques
G -	Le tissu lymphoïde associé aux muqueuses
QCM 2	**Concernant l'adénogramme, quelles sont les propositions exactes ? (Jusqu'à 3 réponses)**
A -	Consiste en une biopsie-exérèse totale d'une adénopathie
B -	L'adénopathie sera colorée en vue d'un examen anatomopathologique
C -	N'a qu'une valeur positive
D -	Permet de faire le diagnostic de lymphome
E -	Est une analyse cytologique
QCM 3	**Quel est le territoire physiologique de la zone de drainage lymphatique inguinale ? (Jusqu'à 5 réponses)**
A -	Membres inférieurs
B -	Les testicules
C -	Le scrotum
D -	L'anus
E -	La verge
F -	Le colon droit
QCM 4	**Concernant le ganglion de troisier, quelles sont les propositions vraies ? (Jusqu'à 5 réponses)**
A -	Est une adénopathie sus claviculaire droite
B -	Est une adénopathie sous claviculaire gauche
C -	Est une adénopathie sus claviculaire gauche
D -	Est une adénopathie sous claviculaire droite
E -	Peut être lié à un cancer testiculaire
F -	Peut être lié à un cancer du tube digestif
G -	Peut être lié à un cancer du sein gauche
H -	Peut être lié à un cancer du poumon droit
QCM 5	**Quelles infections peuvent être responsables d'adénopathies ? (Jusqu'à 8 réponses)**
A -	Des médicaments
B -	EBV
C -	Bartonella henselae
D -	Toxoplasmose
E -	Tuberculose
F -	Staphylocoque
G -	Streptocoque
H -	VIH
I -	Lupus
J -	Sarcoïdose

QCM 6	Quelles sont les caractéristiques sémiologiques d'une adénopathie en faveur d'un cancer ? (Jusqu'à 3 réponses)

A - Fluctuante
B - Molle
C - Dure
D - Irrégulière
E - Régulière
F - Indolore

QCM 7	Quel est le territoire physiologique de drainage de la zone lymphatique cervicale ? (Jusqu'à 5 réponses)

A - Poumons
B - Thyroïde
C - Cuir chevelu
D - Sphères ORL et stomatologiques
E - Seins
F - Membres supérieurs

QCM 8	Quel est le territoire physiologique de drainage de la zone lymphatique axillaire ? (Jusqu'à 5 réponses)

A - Poumons
B - Paroi thoracique
C - Membres inférieurs
D - Membres supérieurs
E - Thyroïde
F - Médiastin
G - Seins

QROC 1	**Quels sont les 2 types de follicules ganglionnaires ?**
QROC 2	**Après avoir posé le diagnostic d'adénopathie et identifié ses caractéristiques, que devez vous faire ? (4 mots)**
QROC 3	**Quels sont les 3 groupes étiologiques qui prédominent face à une adénopathie isolée ?**
QROC 4	**Quelle maladie évoquez-vous face à une polyadénopathie et la présence de lymphoplasmocytes à l'hémogramme ? Texte libre (1 à 3 mots)**
QROC 5	**Quelle maladie évoquez-vous face à une polyadénopathie symétrique et une hyperlymphocytose persistante constituée de lymphocytes morphologiquement normaux chez une dame de 70ans ? Texte libre (1 à 3 mots)**
QROC 6	**Devant une polyadénopathie, quel est l'examen prioritaire d'orientation ? Texte libre (1 à 3 mots)**
QROC 7	**Quel est l'examen à réaliser pour affirmer et typer un lymphome ? Texte libre (1 à 3 mots)**
QROC 8	**A partir de quel diamètre une adénopathie palpable est-elle définie comme pathologique ? Texte libre (1 à 3 mots)**
QROC 9	**Qu'évoquez-vous face à une tuméfaction pulsatile ? Texte libre (1 à 3 mots)**
QROC 10	**Qu'évoquez-vous face à une tuméfaction cervicale mobile à la déglutition ? Texte libre (1 à 3 mots)**

2 Corrigé

		V F	Cotation	Commentaires, conseils et coaching
QCM 1	A -	V	2	Organes lymphoïdes centraux : • Moelle osseuse et thymus
	B -	F	MZ	
	C -	F	MZ	
	D -	F	-2	
	E -	V	1	
	F -	V	1	
	G -	V	1	
QCM 2	A -	F	MZ	Adénogramme = ponction d'une adénopathie + étalement sur lame = étude cytologique • Recherche de cellules suspectes • Pas de notion d'architecture (agencement des cellules entre elles) Biopsie exérèse totale = histologie = notion architecturale + cytologique = permet le diagnostic positif et type de lymphome
	B -	F	MZ	
	C -	V	3	
	D -	F	MZ	
	E -	V	2	
QCM 3	A -	V	2	1ère zone de drainage lymphatique testiculaire = ganglions rétro péritonéaux Adénopathie inguinale gauche isolée : • Recherche cancer, tumeur cutanée, porte d'entrée infectieuse au niveau membre inférieur gauche, verge, scrotum, anus, vulve
	B -	F	MZ	
	C -	V	1	
	D -	V	1	
	E -	V	1	
	F -	F	MZ	
QCM 4	A -	F	MZ	Ganglion de troisier = adénopathie sus claviculaire gauche, qui draine : • Le médiastin, les poumons, les seins, les testicules (pas 1ère zone de drainage), le tube digestif sous diaphragmatique
	B -	F	MZ	
	C -	V	1	
	D -	F	MZ	
	E -	V	1	
	F -	V	1	
	G -	V	1	
	H -	V	1	
QCM 5	A -	F	-2	Lupus et sarcoïdose ne sont pas des infections Strepto et staph souvent en cause en présence d'une plaie
	B -	V	1	
	C -	V	1	
	D -	V	1	
	E -	V	1	
	F -	V	1	
	G -	V	1	
	H -	V	1	
	I -	F	MZ	
	J -	F	MZ	
QCM 6	A -	F	-1	Il n'existe cependant aucun signe sémiologique formel de bénignité d'une adénopathie++++
	B -	F	-1	
	C -	V	2	
	D -	V	2	
	E -	F	-1	
	F -	V	1	
QCM 7	A -	F	-1	Connaître les territoires Quelque soit le territoire de drainage : rechercher un mélanome
	B -	V	2	
	C -	V	1	
	D -	V	2	
	E -	F	-1	
	F -	F	-1	

QCM 8	A -	F	-1	Adénopathie axillaire isolée : • Rechercher cancer, porte d'entrée infectieuse au niveau sein, membre supérieur concerné, paroi thoracique / Ici CANCER DU SEIN ++++ (inspection, palpation bilatérale et COMPARATIVE) • Adénopathie isolée persistante = penser lymphome
	B -	V	1	
	C -	F	-2	
	D -	V	1	
	E -	F	-1	
	F -	F	-1	
	G -	V	3	
			40	**Total QCM**

	Réponses	Cotation	Commentaires, conseils et coaching
QROC 1	• Follicules primaires/non stimulés • Follicules secondaires/après stimulation antigénique	3 2	Follicules dans la zone corticale externe du ganglion • Follicules primaires avec lymphocytes B au repos • Follicules secondaires avec - Manteau (reste du follicule primaire) et centre germinatif (avec zone sombre et zone claire)
QROC 2	• Palpation autres aires ganglionnaires ou • Réalisation schéma daté signé	5 Ou 5	1 adénopathie : • Ses caractéristiques ? • Autres adénopathies ? • HSMG ? hypertrophie amygdalienne ? • Schéma daté signé
QROC 3	• Infection • Cancer solide • Lymphome	1 2 2	Infection = recherche de porte d'entrée, syndrome inflammatoire, fièvre Lymphome = signe d'évolutivité, adénopathie persistante Cancer solide = toujours penser mélanome
QROC 4	• Maladie de Waldenström	5	Prolifération lymphoplasmocytaire Pic monoclonal (IgM) Syndrome hyperviscosité (car IgM = pentamère) Thrombopathie Neuropathie périphérique
QROC 5	• Leucémie lymphoïde chronique	5	Faire immunophénotypage des lymphocytes circulants (avec score de Matutes) Pensez classification de BINET
QROC 6	• Hémogramme / NFS	5	Blastes ? lymphoplasmocytes ? hyperlymphocytose ? syndrome mononucléosique ? cellules lymphomateuses ?
QROC 7	• Biopsie exérèse ganglionnaire (la plus haute et la plus accessible)	5	Sous AG au bloc Ganglion recueilli dans un liquide fixateur Petits fragments pour analyse bactériologique (BAAR ??), cytogénétique +++, biologie moléculaire, immunophénotypage
QROC 8	• 1cm/10mm	5	Diagnostic clinique Connaître ses territoires ganglionnaires
QROC 9	• Masse vasculaire artérielle	5	1 tuméfaction • Caractéristiques ? Pulsatile : • PAS DE CYTOPONCTION !!!!!
QROC 10	• Lésion thyroïdienne (nodule bénin, malin...)	5	Lésion thyroïdienne = recherche de caractéristiques séméiologiques malignes (interrogatoire, clinique, paraclinique)
		50	**Total QROC**

FICHE DE SYNTHESE : POINTS CLES UE POUR MIEUX REPONDRE AUX QUESTIONS ISOLEES ET AUX DOSSIERS CLINIQUES PROGRESSIFS	
Titres	**Eléments à cocher lors des QCM Mots clés des QROC**
ZEROS	1 adénopathie • Caractéristiques ? • Palpation des **autres aires ganglionnaires**, recherche HSMG, hypertrophie amygdalienne Mélanome ? **Schéma daté signé** Polyadénopathie = faire NFS
Définition	Hypertrophie ganglionnaire >1cm Connaître ses territoires de drainage Aucun signe séméiologique formel de bénignité d'une adénopathie
Etiologies	Adénopathie isolée : • Infection locorégionale ? • Cancer solide (+++mélanome) fonction zone de drainage • Lymphome (adénopathie persistante) Polyadénopathie (orientation par hémogramme +++): • LLC, LAL, infection virale, VIH, médicamenteux (comme toujours !), maladies de systèmes
Clinique	**Caractéristiques** : • Localisation • Taille • Consistance • Douleur • Peau en regard • Adhérence par rapport aux plans superficiels et profonds • Forme Infection : porte d'entrée, fièvre Lymphome : signe d'évolutivité SF de cancer
Examens complémentaires	NFS, Thorax, échographie, bilan d'extension Adénogramme = cytologique, bactériologique **Biopsie exérèse = histopathologique / ++ si adénopathie persistante** Sérologies
Traitement	Etiologique
Complications	Syndrome cave supérieur pour adénopathies profondes médiastinales Fistulisation à la peau

UE questions isolées Item 217

1 Enoncé

QCM 1	**Quelles sont les causes habituelles d'amylose AA ? (Jusqu'à 5 réponses)**
A -	Myélome
B -	Polyarthrite rhumatoïde ancienne
C -	Maladie de Crohn
D -	Sont généralement primitives
E -	Génétique
F -	Secondaire à une insuffisance rénale chronique
G -	Fièvre méditerranéenne familiale
QCM 2	**Quelles sont les causes habituelles d'amylose AL ? (Jusqu'à 5 réponses)**
A -	Myélome
B -	Polyarthrite rhumatoïde ancienne
C -	Maladie de Crohn
D -	Peuvent être primitives
E -	Génétique
F -	Spondylarthropathie
G -	Hémopathie B autre que le myélome
H -	Secondaire à une insuffisance rénale chronique
I -	Fièvre méditerranéenne familiale
QCM 3	**Concernant l'aspect histologique des amyloses, quelles sont les réponses exactes ? (Jusqu'à 4 réponses)**
A -	Les dépôts d'amylose sont toujours constitués de chaînes légères d'immunoglobuline
B -	Les dépôts d'amylose sont formés par des agrégats extracellulaires organisés en feuillets bêta plissés antiparallèles
C -	Les dépôts d'amylose sont formés par des agrégats intracellulaires organisés en feuillet bêta plissés antiparallèles
D -	La nature biochimique de la protéine fibrillaire amyloïde donne le type d'amylose
E -	Seuls les dépôts de protéine SAA sont biréfringents vert-jaune en lumière polarisée
QCM 4	**Quelle(s) biopsie(s) non invasive(s) peut poser le diagnostic d'amylose ? (Jusqu'à 3 réponses)**
A -	Cardiaque
B -	Hépatique
C -	Glandes salivaires accessoires
D -	Rénale
E -	Graisse abdominale
QCM 5	**Quelles peuvent être les situations responsables d'un pic d'aspect monoclonal à l'électrophorèse des protéines sériques ? (Jusqu'à 5 réponses)**
A -	Une maladie auto-immune
B -	Un MGUS
C -	Une affection hépatique chronique
D -	Une maladie de Waldenström
E -	Une leucémie lymphoïde chronique
F -	Une amylose AL
G -	Une infection bactérienne chronique
H -	Un myélome multiple

QCM 6	Quelles sont les propositions exactes concernant l'atteinte rénale de l'amylose ? (Jusqu'à 4 réponses)

A - Donne une atteinte interstitielle la plupart du temps
B - Donne une atteinte vasculaire la plupart du temps
C - Donne une atteinte glomérulaire la plupart du temps
D - Peut être révélée par un syndrome néphrotique
E - Les atteintes extrarénales de l'amylose AL sont rares
F - L'évolution est le plus souvent favorable

QCM 7	Quels médicaments sont contre-indiqués au cours d'une amylose avec atteinte cardiaque ? (Jusqu'à 5 réponses)

A - Amiodarone
B - Diurétiques de l'anse
C - Inhibiteurs calciques
D - Diurétiques thiazidiques
E - Les bêta bloquants

QCM 8	Quelles peuvent être les atteintes extrarénales d'une amylose AL systémique ? (Jusqu'à 6 réponses)

A - Elles sont très rares
B - Neurologiques par atteinte du système nerveux central
C - Cardiaque
D - Atteintes cutanées (hématomes périorbitaires « en lorgnette »)
E - Macroglossie
F - Neurologiques par atteinte du système nerveux périphérique
G - Trouble de la coagulation

QCM 9	Concernant l'amylose AL cardiaque, quelles sont les propositions exactes ? (Jusqu'à 6 réponses)

A - Est rarement présente au diagnostic
B - Représente le facteur pronostique majeur de l'amylose AL systémique
C - Il s'agit d'une cardiopathie dilatée
D - Il s'agit d'une cardiopathie hypertrophique restrictive
E - Un microvoltage peut être retrouvé à l'ECG
F - La pose d'un pacemaker peut être envisagée en cas de trouble du rythme (TV, FV)

QROC 1	Quel facteur de la coagulation peut être principalement déficitaire dans le cadre d'une amylose ? Texte libre (1 à 3 mots)
QROC 2	Quelles sont les 3 principaux types d'amylose ?
QROC 3	Comment est confirmé le diagnostic d'amylose ? (1 mot)
QROC 4	Comment typer la protéine amyloïde ? (1 mot)
QROC 5	Quelle coloration est indispensable pour le diagnostic d'amylose ? Texte libre (1 à 3 mots)
QROC 6	Quel est le type d'amylose le plus fréquent ? Texte libre (1 à 3 mots)
QROC 7	Quel est le type d'atteinte rénale le plus fréquent au cours des amyloses ? Texte libre (1 à 3 mots)
QROC 8	Quel est le tableau neurologique typique lors d'une atteinte du SNP par l'amylose ? (4mots)
QROC 9	Quel dosage sanguin permet un suivi quantitatif pour l'évaluation de la réponse au traitement dans les amyloses AL ? (5 mots)
QROC 10	Quels sont les 2 dosages à réaliser pour évaluer et suivre l'atteinte cardiaque au cours d'amylose ?

2 Corrigé

		V F	Cotation	Commentaires, conseils et coaching
QCM 1	A -	F	-2	Réactionnelle à une inflammation chronique Protéine amyloïde = protéine sérum amyloïde A (SAA) synthétisée par le foie Fièvre méditerranéenne familiale = maladie périodique (crises fébriles brèves, douleurs intermittentes abdominales ++) Amylose AA donne principalement une atteinte rénale
	B -	V	2	
	C -	V	2	
	D -	F	MZ	
	E -	F	-2	
	F -	F	-1	
	G -	V	1	
QCM 2	A -	V	2	Protéine amyloïde = chaîne légère d'immunoglobuline (kappa ou lambda)
	B -	F	-1	
	C -	F	-1	
	D -	V	2	
	E -	F	-1	
	F -	F	-1	
	G -	V	1	
	H -	F	-1	
	I -	F	-1	
QCM 3	A -	F	-2	Une protéine va devenir insoluble, et va former des agrégats extracellulaires organisés en feuillets bêta plissés (rouge à la coloration rouge Congo), biréfringent vert-jaune en lumière polarisée • Identification de la protéine par immunofluorescence : - Si protéine = chaîne légère d'immunoglobuline = amylose AL (kappa ou lambda) - Si protéine = protéine SAA = amylose AA - Si protéine = transthyrétine mutée = amylose portugaise héréditaire
	B -	V	3	
	C -	F	-2	
	D -	V	2	
	E -	F	-1	
QCM 4	A -	F	MZ	Prélèvements rentables si on pense que l'amylose est généralisée Congeler une partie des prélèvements Voire biopsie rectale profonde (intéressant la sous muqueuse)
	B -	F	MZ	
	C -	V	2	
	D -	F	MZ	
	E -	V	3	
QCM 5	A -	F	-2	MGUS ou gammapathies liées à une hémopathie EPS = <u>aspect</u> de pic monoclonal On confirme l'existence d'un pic monoclonal par immunofluorescence Faire protéinurie des 24h L'existence d'une gammapathie monoclonale ne suffit pas à confirmer le diagnostic d'amylose AL
	B -	V	1	
	C -	F	-2	
	D -	V	1	
	E -	V	1	
	F -	V	1	
	G -	F	-2	
	H -	V	1	
QCM 6	A -	F	-2	Evolution catastrophique la plupart du temps Atteinte glomérulaire = protéinurie +++
	B -	F	-2	
	C -	V	3	
	D -	V	2	
	E -	F	-1	
	F -	F	-2	
QCM 7	A -	F	-1	Bêta bloquants et inhibiteurs calciques contre-indiqués lors des atteintes cardiaques de l'amylose Digitaliques et IEC à utiliser avec prudence
	B -	F	-1	
	C -	V	2	
	D -	F	-1	
	E -	V	3	
QCM 8	A -	F	-1	Amylose AL = atteinte systémique fréquente Amylose AA = atteinte rénale +++ Trouble de la coagulation par captation du facteur X par la substance amyloïde Aussi atteinte hépatique avec HMG + cholestase anictérique
	B -	F	-1	
	C -	V	1	
	D -	V	1	
	E -	V	1	
	F -	V	1	
	G -	V	1	

QCM 9	A -	F	-1	Présente dans 50% des cas au diagnostic Faire troponine T et peptides natriurétiques pour suivi +++ Pose de pacemaker si trouble de CONDUCTION sévère
	B -	V	2	
	C -	F	-1	
	D -	V	2	
	E -	V	1	
	F -	F	-3	
			45	**Total QCM**

	Réponses	Cotation	Commentaires, conseils et coaching
QROC 1	• Facteur X	5	Contrôle du bilan d'hémostase avant toute biopsie (sauf BGSA, biopsie cutanée)
QROC 2	• Amylose AL • Amylose AA • Amylose héréditaire	2 2 1	Amylose héréditaire ++ par mutation du gène de la transthyrétine • Rechercher antécédents familiaux
QROC 3	• Preuve histologique/anatomopathologique	5	Quelque soit le type d'amylose / quelque soit la nature biochimique de la protéine amyloïde : • Dépôts extracellulaires homogènes, éosinophiles • Coloré en rouge par la coloration rouge Congo (car disposition en feuillets bêta plissés) • Biréfringent vert jaune en lumière polarisée
QROC 4	• Immunofluorescence (sur prélèvements congelés)	5	Anticorps anti lambda ou anti kappa pour amylose AL Anticorps anti SAA pour amylose AA Anticorps anti-transthyrétine pour amylose par mutation de la transthyrétine
QROC 5	• Rouge Congo	5	Dépôts amyloïdes colorés en rouge par cette coloration (peu importe la protéine amyloïde)
QROC 6	• Amylose AL	5	Primitive ou non
QROC 7	• Glomérulaire	5	Donc faire protéinurie des 24h
QROC 8	• Polyneuropathie axonale • douloureuse • avec dysautonomie	2 1 2	Atteinte SNP : signes moteurs, sensitifs et neurovégétatifs Rechercher une hypotension orthostatique (ne pas hésiter à répéter le test) + rechercher canal carpien Multinévrites possibles
QROC 9	• Chaînes légères libres sériques (circulantes)	5	Absence de chaîne légère libre sérique doit faire remettre en doute le diagnostic Présence de chaînes légères libres sériques possible dans les Ig monoclonales isolées
QROC 10	• Troponine (T) • Peptides natriurétiques (BNP ou NT pro BNP)	3 2	Important pour diagnostiquer l'atteinte et pour le suivi Echocardiographie transthoracique : typique aspect « brillant » et épaissi du septum interventriculaire IRM cardiaque +++ en cours d'évaluation
		50	**Total QROC**

FICHE DE SYNTHESE : POINTS CLES UE POUR MIEUX REPONDRE AUX QUESTIONS ISOLEES ET AUX DOSSIERS CLINIQUES PROGRESSIFS	
Titres	**Eléments à cocher lors des QCM** **Mots clés des QROC**
ZEROS	Confirmation histologique • Rouge à la coloration **rouge Congo** Dosage chaînes légères libres sériques Retentissement ? Protéinurie des 24h, ETT, troponine T, BNP
Définition	HISTOLOGIE des dépôts amyloïdes = protéines insolubles entraînants des dépôts extracellulaires homogènes, éosinophiles, de feuillets bêta plissés antiparallèles (donc rouge à la coloration rouge Congo), biréfringents jaune-vert en lumière polarisée **Typage de l'amylose par immunofluorescence** • Amylose AL si protéine = chaîne légère (kappa ou lambda) • Amylose AA si protéine = SAA • Amylose portugaise si protéine = transthyrétine mutée
Etiologies	Amylose AL / Amylose AA / Amylose portugaise sont les 3 principales Amylose AA secondaire à des maladies inflammatoires chroniques (++ localisation rénale voire cardiaque) Amylose AL primitive ou secondaire à une hémopathie B (myélome++) Amylose portugaise = familiale (++ localisation neurologique)
Clinique	Fonction des différentes atteintes : • Cardiaque = dyspnée • Rénale = glomérulaire donc syndrome néphrotique ou protéinurie >0,5g/24h • Hépatique = cholestase anictérique ou ictérique • Macroglossie • SNP = Polyneuropathie axonale douloureuse avec atteinte dysautonomique, syndrome canal carpien • Cutanée = hématomes en lorgnettes (paupières supérieures)
Examens complémentaires	Evaluation hémopathie B : • Dosage **chaînes légères libres sériques**, NFS, EPS, EPU, Immunofixation protéines urinaires et sériques, voire myélogramme Evaluation des atteintes : • Protéinurie des 24h, troponine T, BNP, ETT, ECG, IRM cardiaque, bilan hépatique, créatininémie, dosage du facteur X
Traitement	Chimiothérapie anticancéreuse (alkylants + corticoïdes) pour les atteintes systémiques, avec plus ou moins allogreffe de cellules souches **Contre-indications des bêta bloquants et inhibiteurs calciques dans l'atteinte cardiaque**
Complications	Pronostic = atteinte cardiaque +++

UE questions isolées — Item 272

1 Enoncé

QCM 1	**Concernant la rate, quelles sont les propositions exactes ? (Jusqu'à 6 réponses)**
A -	A été un organe hématopoïétique entre les 3ème et 5ème mois de la vie intra-utérine
B -	A une fonction immunitaire surtout contre les virus
C -	Possède une fonction de régulation du flux sanguin
D -	Contient 80% de la masse plaquettaire de l'organisme
E -	A une action de filtre en éliminant les hématies anormales
F -	Est située en fosse iliaque gauche
G -	La rate n'est physiologiquement pas palpable
QCM 2	**Comment palper une rate ? (Jusqu'à 3 réponses)**
A -	Chez un patient debout
B -	Chez un patient en décubitus ventral
C -	Chez un patient en décubitus dorsal
D -	Elle sera mieux palpée à l'expiration profonde
E -	Sera mieux palpée à l'inspiration profonde
F -	N'est pas mobilisable par la respiration
G -	Le bord inférieur doit d'abord être recherché en fosse iliaque gauche
QCM 3	**Concernant l'hypersplénisme, quelles sont les propositions vraies ? (Jusqu'à 3 réponses)**
A -	Ne se retrouve qu'en cas de cirrhose
B -	Ne se retrouve qu'en cas d'hypertension portale
C -	Est indépendant de la cause de la splénomégalie
D -	Associe cytopénies de consommation et hémodilution
E -	Ne se retrouve qu'en cas de maladie hématologique
QCM 4	**Que doit faire évoquer une masse au niveau de l'hypocondre gauche ? (Jusqu'à 6 réponses)**
A -	Cardiomégalie
B -	Hépatomégalie
C -	Gros rein gauche
D -	Un cancer gastrique
E -	Une tumeur colique
F -	Une lésion de la tête du pancréas
G -	Une tumeur de la surrénale droite
QCM 5	**Concernant la splénomégalie, quelles sont les propositions vraies ? (Jusqu'à 4 réponses)**
A -	L'imagerie n'est pas indispensable pour confirmer la splénomégalie
B -	L'abdomen sans préparation est le meilleur examen pour mesurer son volume
C -	La tomodensitométrie sans injection de produit de contraste sera utilisée en 1ère intention
D -	La référence pour poser le diagnostic de splénomégalie est l'étude isotopique avec injection d'indium 111
E -	La rate est augmentée de volume lorsque 2 de ses dimensions sont anormales
QCM 6	**Quelles sont les particularités retrouvées sur l'hémogramme d'un patient présentant une asplénie (fonctionnelle ou non) ? (Jusqu'à 4 réponses)**
A -	Anémie
B -	Thrombopénie
C -	Hyperéosinophilie
D -	Schizocytes
E -	Corps de Jolly
F -	Polyglobulie
G -	Thrombocytose
H -	Monocytose constante
I -	Drépanocytes

QCM 7	Quelles sont les particularités de l'hémogramme en post splénectomie récente ? (Jusqu'à 4 réponses)

A - Polynucléose neutrophile
B - Hyperéosinophilie
C - Monocytose
D - Thrombocytose
E - Hyperleucocytose
F - Hyperbasophilie
G - Drépanocytes
H - Schizocytes

QCM 8	Quels agents infectieux peuvent être responsables d'une splénomégalie ? (Jusqu'à 8 réponses)

A - VIH
B - Streptocoques oraux
C - Salmonella enterica typhi
D - EBV
E - Leishmania
F - Plasmodium falciparum
G - Schistosomes
H - Mycobacterium tuberculosis

QCM 9	Quelles pathologies peuvent être responsables d'une splénomégalie par obstacle intra hépatique ?(Jusqu'à 6 réponses)

A - Cirrhose éthylique
B - Insuffisance cardiaque droite
C - Insuffisance cardiaque gauche
D - Cirrhose secondaire à une hémochromatose
E - Syndrome de Budd Chiari
F - Thrombose porte
G - Sarcoïdose
H - Cirrhose d'origine virale

QCM 10	Quels seront les arguments en faveur d'une hémolyse chronique comme étant l'étiologie de la splénomégalie ?(Jusqu'à 4 réponses)

A - Anémie arégénérative
B - Bilirubine libre abaissée
C - Haptoglobine basse voire indosable
D - LDH normaux
E - Anémie régénérative
F - LDH élevées
G - Haptoglobine élevée
H - Réticulocytes >150G/L

QROC 1	Cliniquement, quelle est la définition d'une splénomégalie ? Texte libre (1 à 3 mots)
QROC 2	Quelles sont les 2 complications « classiques » d'une splénomégalie ?
QROC 3	Quelles sont les 3 étiologies (cadres nosologiques) hématologiques de splénomégalie ?
QROC 4	De quoi est composée la triade qui définit le syndrome de Felty ?
QROC 5	Quelle particularité constante de l'hémogramme trouve t-on chez un patient asplénique ? Texte libre (1 à 3 mots)
QROC 6	Quels sont les 2 arguments qui sont en faveur d'un gros rein gauche plutôt qu'une splénomégalie lors de la palpation d'une masse en hypocondre gauche ?
QROC 7	Qu'évoquez-vous devant le tableau : splénomégalie + érythromyélémie + dacryocytes ? Texte libre (1 à 3 mots)
QROC 8	Outre la splénomégalie, citez 2 autres signes d'hypertension portale.
QROC 9	Dans un contexte de déficit immunitaire (acquis ou non), que vous évoque pancytopénie + fièvre persistante résistante aux antibiotiques + hépatosplénomégalie + hyperferritinémie + hypertriglycéridémie + cytolyse hépatique ? (3 mots)
QROC 10	Quelles sont les 2 mesures prophylactiques que vous mettez en place chez un patient adulte présentant une asplénie (fonctionnelle ou non) ?
QROC 11	Qu'allez-vous examiner face à une splénomégalie sans signe d'orientation ? (2 mots)

2 Corrigé

		V F	Cotation	Commentaires, conseils et coaching
QCM 1	A -	V	1	Rate située en hypocondre droit, n'est normalement pas palpable • Fonction régulation flux sanguin • Fonction de filtre (élimine les hématies anormales, vieillies, contenant des corps de Jolly) • Fonction immunitaire (contient lymphocytes, avec production d'IgM contre les bactéries encapsulées) • Fonction de stockage (30% du volume plaquettaire)
	B -	F	-2	
	C -	V	1	
	D -	F	-2	
	E -	V	2	
	F -	F	MZ	
	G -	V	1	
QCM 2	A -	F	MZ	Décubitus dorsal (voire sur coté gauche) • De la fosse iliaque gauche jusqu'au rebord costal • Mobile à l'inspiration profonde (inspiration fait « descendre » le diaphragme)
	B -	F	MZ	
	C -	V	1	
	D -	F	MZ	
	E -	V	2	
	F -	F	MZ	
	G -	V	2	
QCM 3	A -	F	MZ	Hypersplénisme : • Indépendant de l'étiologie de la splénomégalie • Associe : - Cytopénies de séquestration (thrombopénie, leucopénie globale, parfois anémie) - + Hémodilution
	B -	F	MZ	
	C -	V	5	
	D -	F	-3	
	E -	F	MZ	
QCM 4	A -	F	MZ	Hypertrophie du lobe gauche du foie Gros rein gauche (mais existe contact lombaire, et est immobile à l'inspiration profonde) Lésion de la queue du pancréas Tumeur gastrique, colique, surrénale gauche
	B -	V	2	
	C -	V	1	
	D -	V	1	
	E -	V	1	
	F -	F	-2	
	G -	F	-2	
QCM 5	A -	V	3	Splénomégalie = quand rate devient palpable ou à l'imagerie si 2 de ses dimensions sont anormales Echographie abdominale en 1ère intention (confirme l'origine splénique, la forme, les autres anomalies intra abdominales, l'homogénéité)
	B -	F	MZ	
	C -	F	MZ	
	D -	F	MZ	
	E -	V	2	
QCM 6	A -	F	-1	Asplénie = • Perte de sa fonction de filtre = défaut d'élimination des hématies vieillies, anormales - Présence de corps de Jolly (+ quelques autres anomalies morphologiques des GR) • Perte de sa fonction de stockage - Thrombocytose discrète (non constante) • Perte de sa fonction immunitaire - Risque infectieux majoré (++ germes encapsulés et haemophilus influenzae b)
	B -	F	-2	
	C -	F	-1	
	D -	F	-2	
	E -	V	3	
	F -	F	-1	
	G -	V	2	
	H -	F	-1	
	I -	F	-2	
QCM 7	A -	V	3	Post opératoire = • Démarginalisation des PNN - Polynucléose neutrophile (donc très souvent hyperleucocytose associée) • Thrombocytose En post splénectomie : risque majoré de thrombose splanchnique (veineuse++)
	B -	F	-2	
	C -	F	-2	
	D -	V	1	
	E -	V	1	
	F -	F	-2	
	G -	F	-2	
	H -	F	-2	

QCM 8	A -	V	1	Etiologies splénomégalie = • Agents infectieux/états infectieux - Bactéries = fièvre typhoïde (salmonella enterica typhi ou paratyphi), endocardite infectieuse (streptocoques oraux, du groupe D, entérocoques, staphylocoques), tuberculose - Virus = VIH, EBV, Hépatites virales (directement ou par le biais d'une cirrhose) - Parasites = Paludisme et leishmaniose viscérale • Obstacle pré ou intra ou post hépatique - Bilharziose donne obstacle intra hépatique • Maladies hématologiques • Pathologies inflammatoires, maladies de surcharge, métastases de tumeur solide
	B -	V	2	
	C -	V	2	
	D -	V	1	
	E -	V	1	
	F -	V	1	
	G -	V	1	
	H -	V	1	
QCM 9	A -	V	1	Obstacle pré ou intra ou post hépatique entraîne • Hypertension portale - Splénomégalie Obstacle pré hépatique • Thrombose porte, compression extrinsèque de la veine porte Obstacle intra hépatique • Toutes les étiologies de cirrhose, sarcoïdose, bilharziose Obstacle post hépatique • Thromboses veines sus-hépatiques (=syndrome de Budd Chiari), insuffisance cardiaque droite
	B -	F	-2	
	C -	F	MZ	
	D -	V	1	
	E -	F	-2	
	F -	F	-2	
	G -	V	1	
	H -	V	2	
QCM 10	A -	F	MZ	Splénomégalie : • Rechercher une hémolyse chronique - Ictère (peut aussi être dû à une atteinte hépatique) - NFS + Réticulocytes + Coombs direct + bilirubine totale + LDH + Haptoglobine Hémolyse chronique secondaire à une anomalie du globule rouge (membrane, enzymes, hémoglobine) constitutionnelle ou acquise
	B -	F	MZ	
	C -	V	1	
	D -	F	MZ	
	E -	V	1	
	F -	V	2	
	G -	F	MZ	
	H -	V	1	
			55	**Total QCM**

	Réponses	Cotation	Commentaires, conseils et coaching
QROC 1	• Rate palpable	5	Rate est mobile à l'inspiration profonde
QROC 2	• Rupture de rate • Infarctus splénique	3 2	Rupture de rate = • Douleur hypocondre gauche et/ou scapulaire + choc hémorragique (les douleurs initiales doivent faire rechercher un hématome sous capsulaire splénique) Infarctus splénique = • Douleurs flanc gauche et/ou basithoraciques gauches + fièvre
QROC 3	• Hémolyse chronique • Syndrome myéloprolifératif • Syndrome lymphoprolifératif	2 1 2	Toujours penser aux cadres nosologiques avant de rentrer dans les détails
QROC 4	• Polyarthrite rhumatoïde • Splénomégalie • Neutropénie	2 1 2	Risque infectieux majoré chez ces patients (du fait de la neutropénie, des traitements de la PR, voire d'une asplénie associée)
QROC 5	• Présence de Corps de Jolly	5	Correspondent à un reliquat nucléaire que quelques hématies ont lors de leur sortie de la moelle osseuse • Normalement éliminés en quelques minutes par les macrophages spléniques

QROC 6	• Existe contact lombaire • Immobile à l'inspiration profonde • Ou masse plus postérieure	2.5 2.5 ou 2.5	Rein = contact lombaire
QROC 7	• Myélofibrose (ou splénomégalie myéloïde chronique)	5	Correspond à un syndrome myéloprolifératif • Peut être soit primitive soit secondaire (à un autre syndrome myéloprolifératif) - Diagnostic formel de myélofibrose par la BOM
QROC 8	• Ascite (matité déclive des flancs, signe du flot) • Circulation veineuse collatérale	2 3	Hypertension portale ne rime pas obligatoirement avec cirrhose • Cirrhose donne signes insuffisance hépatocellulaire + hypertension portale (par bloc intra hépatique) • Un obstacle pré hépatique (thrombose porte) ou post hépatique (syndrome de Budd Chiari) entraîne une hypertension portale sans qu'il n'y ait de cirrhose
QROC 9	• Syndrome d'activation macrophagique	5	+++ secondaire à des hémopathies • Faisceaux d'arguments clinico-biologiques (pancytopénie, fièvre, hyperferritinémie, hypertriglycéridémie, hypofibrinogénémie) • Peut retrouver des hémophagocytes au myélogramme (non essentiel au diagnostic)
QROC 10	• Vaccinations (antipneumococcique, méningocoque, haemophilus influenzae) • Antibioprophylaxie par Pénicilline V orale pendant 1 à 2 ans	2 3	Vaccinations si possible avant la splénectomie +++ EDUCATION de la conduite à tenir en cas de fièvre (hémocultures + C3G pour viser le pneumocoque à sensibilité diminuée à la pénicilline)
QROC 11	• Moelle osseuse	5	Analyse cytologique par myélogramme et surtout histologique par biopsie ostéomédullaire Splénectomie diagnostique en dernier recours NE JAMAIS PONCTIONNER OU BIOPSIER UNE RATE
		55	**Total QROC**

FICHE DE SYNTHESE : POINTS CLES UE POUR MIEUX REPONDRE AUX QUESTIONS ISOLEES ET AUX DOSSIERS CLINIQUES PROGRESSIFS	
Titres	**Eléments à cocher lors des QCM** **Mots clés des QROC**
ZEROS	SI PONCTION OU BIOPSIE DE RATE = MZ **Vaccinations, antiobioprophylaxie et éducation des patients avec asplénies** (fonctionnelles ou non) Corps de Jolly
Définition	Splénomégalie = • **Rate palpable** cliniquement ou rate augmentée dans 2 de ses dimensions (imagerie) Asplénie = • Perte des fonctions de la rate (suite à une splénectomie ou asplénie fonctionnelle sur maladie hématologique chronique comme la drépanocytose) Hypersplénisme = • Splénomégalie + cytopénies de séquestration avec plus ou moins une hémodilution
Etiologies	Agents ou états infectieux A EVOQUER EN PREMIER : • Virus (VIH, EBV) / Bactérie (EI, fièvres typhoïdes, BK, septicémies)/ Parasites (paludisme, leishmaniose viscérale) Obstacles pré ou intra ou post hépatique : • Cirrhose +++ (bloc intra hépatique) Maladies hématologiques : • Hémolyse chronique / SMP / SLP Pathologies inflammatoires ou métastases de tumeur solide ou maladies de surcharge
Clinique	Infection = • Voyage, contage, fièvre, porte d'entrée, souffle cardiaque, angine Obstacles hépatiques = • Ictère, signe d'hypertension portale, signe insuffisance hépatocellulaire (si cirrhose), antécédent OH chronique Maladies hématologiques = • Ictère, syndrome tumoral (adénopathies, HSMG), syndrome hémorragique, syndrome anémique
Examens complémentaires	Infection • CRP, fibrinogène, hémocultures, frottis + goutte épaisse, NFS Hépatique • Bilan hépatique complet (avec facteur V et TP) Maladies hématologiques • Hémolyse (NFS avec réticulocytes + Coombs, haptoglobine, LDH) Si pas de signe d'orientation = • Examen de la moelle osseuse (BOM++++), splénectomie diagnostique en dernier recours
Traitement	Etiologique **Prophylaxie post splénectomie** • Vaccinations antipneumococcique, anti méningocoque et anti haemophilus influenzae • Antibioprophylaxie • Education et carte
Complications	**Rupture de rate** • Choc hypovolémique + douleur hypocondre Infarctus splénique • Fièvre + douleurs flanc gauche et/ou basithoraciques Infections à germes encapsulés si asplénie Thrombose splanchnique en post splénectomie précoce

UE questions isolées Item 293

1 Enoncé

QCM 1 **Concernant les agranulocytoses aiguës médicamenteuses immunoallergiques, quelles sont les propositions vraies ? (Jusqu'à 4 réponses)**

A - Sont d'origine centrale
B - Sont d'origine périphérique
C - Dépendent de la dose administrée
D - Sont indépendantes de la dose administrée
E - Aboutissent généralement à une pancytopénie
F - Concernent les chimiothérapies antimitotiques

QCM 2 **Concernant une agranulocytose médicamenteuse de mécanisme immunoallergique, quelles sont les propositions vraies ? (Jusqu'à 7 réponses)**

A - Survient brutalement
B - Est généralement attendue
C - Est le mécanisme le plus fréquent d'agranulocytose aiguë médicamenteuse
D - Nécessite un contact sensibilisant
E - Le médicament se comporte comme un antigène à lui tout seul
F - Le médicament se comporte comme un haptène
G - L'antigène est formé du médicament + d'une protéine
H - La disparition rapide des PNN est secondaire à l'activation du complément

QCM 3 **Concernant le tableau clinique pouvant révéler une agranulocytose aiguë médicamenteuse immunoallergique, quelles sont les propositions vraies ? (Jusqu'à 5 réponses)**

A - Est d'installation brutale
B - Les hémorragies extériorisées prédominent
C - On observe la formation d'abcès au niveau des muqueuses
D - On constate souvent une angine érythémato-pultacée
E - Le tableau se résume principalement par une fièvre supérieure à 38,5°C, qui résiste à une antibiothérapie de première intention bien conduite
F - Concerne généralement les enfants

QCM 4 **Comment est habituellement l'hémogramme d'une agranulocytose médicamenteuse de mécanisme toxique ? (Jusqu'à 4 réponses)**

A - Polynucléose neutrophile
B - Hyperleucocytose
C - PNN<500/mm3
D - Hémoglobine normale
E - Plaquettes <150G/L
F - Anémie
G - Leucopénie
H - Plaquettes >400G/L

QCM 5 **Comment est habituellement l'hémogramme d'une agranulocytose médicamenteuse de mécanisme immunoallergique ? (Jusqu'à 6 réponses)**

A - Polynucléose neutrophile
B - Leucocytose
C - PNN<500/mm3
D - Hémoglobine normale
E - Plaquettes<150G/L
F - Anémie
G - Leucopénie
H - Plaquettes>400G/L
I - Présence de cellules anormales (blastes++)
J - Lymphopénie

QCM 6	Concernant la pratique d'un myélogramme, quels sont les réponses exactes ? (Jusqu'à 6 réponses)
A -	Il est indispensable en cas d'agranulocytose de mécanisme immunoallergique
B -	Il est indispensable en cas d'agranulocytose de mécanisme toxique (en post chimiothérapie anticancéreuse)
C -	Il est indispensable si on évoque le diagnostic d'aplasie médullaire d'origine médicamenteuse (autre que les antimitotiques)
D -	Est contre-indiqué en cas de thrombopénie
E -	Permet une analyse histologique
F -	Peut montrer une absence totale de la lignée érythrocytaire dans le cadre des agranulocytoses de mécanisme immunoallergique
G -	Retrouvera plus de 20% de blastes dans le cadre d'une agranulocytose de mécanisme immunoallergique

QCM 7	Concernant le myélogramme dans le cadre des agranulocytoses aiguës médicamenteuses d'origine immunoallergique ? (Jusqu'à 7 réponses)
A -	Ne doit généralement pas être réalisé
B -	Est indispensable
C -	Retrouve un frottis médullaire de richesse augmentée
D -	Retrouve un frottis médullaire de richesse diminuée
E -	Peut montrer une absence totale de la lignée granulocytaire
F -	Il n'y a pas de mégacaryocytes
G -	Peut retrouver la présence de précurseurs les plus immatures de la lignée granulocytaire
H -	Peut retrouver un arrêt de maturation, le plus souvent au stade de promyélocytes
I -	Doit être complété par une biopsie ostéomédullaire

QCM 8	Que peut-on observer sur l'hémogramme quelques jours/semaines suite à l'arrêt du traitement incriminé dans l'agranulocytose aiguë médicamenteuse immunoallergique ? (Jusqu'à 6 réponses)
A -	Diminution des monocytes
B -	Une monocytose
C -	PNN>500/mm3 en 8-10jours
D -	Polynucléose neutrophile de « rebond »
E -	Myélémie
F -	Hyperéosinophilie
G -	Hyperbasophilie
H -	Hyperlymphocytose

QCM 9	Quel examen biologique utilisé en pratique quotidienne permet d'identifier avec certitude le médicament incriminé dans une agranulocytose aiguë médicamenteuse ? (Jusqu'à 1 réponse)
A -	Culture des progéniteurs médullaires en présence et en l'absence de sérum du patient et du médicament en cause
B -	Recherche d'anticorps anti granulocytes par immunofluorescence
C -	Techniques immunoenzymatiques mettant en évidence un anticorps anti granulocytes
D -	Test de réintroduction en secteur protégé
E -	Aucun de ces tests

QCM 10	De quoi dépendent la profondeur et la durée de l'aplasie post chimiothérapie ? (Jusqu'à 6 réponses)
A -	De l'âge du patient
B -	De la dose de la chimiothérapie
C -	Du type de chimiothérapie
D -	De la maladie causale
E -	Des traitements antérieurement pris par le patient
F -	Du sexe du patient

QROC 1	Qu'est ce qu'une agranulocytose ? Texte libre (1 à 3 mots)
QROC 2	Quel est le risque majeur d'une agranulocytose aiguë ? (2mots)
QROC 3	Quels sont les 2 mécanismes pouvant entraîner une agranulocytose aiguë médicamenteuse ?
QROC 4	Chez un patient sous chimiothérapie antimitotique pour un cancer solide, qui présente une neutropénie fébrile, citez 3 prélèvements bactériologiques que vous effectuez.
QROC 5	Quel traitement instaurez-vous en urgence face à une neutropénie fébrile après avoir effectué des prélèvements ? (8-9 mots)

QROC 6	**Si vous évoquez la possibilité d'une aplasie médullaire d'origine médicamenteuse (hormis en post chimiothérapie anticancéreuse), quels sont les 2 examens que vous pratiquez ?**
QROC 7	**A qui déclarer une agranulocytose aiguë médicamenteuse d'origine immunoallergique ? Texte libre (1 à 3 mots)**
QROC 8	**Que faire pour « corriger » une agranulocytose aiguë médicamenteuse immunoallergique ? (6-7 mots)**
QROC 9	**(suite à la question 9) Combien de temps après les PNN seront-ils >500/mm3 ? Texte libre (1 à 3 mots)**
QROC 10	**Quels risques infectieux présentent les patients ayant une agranulocytose de longue durée ? (2 mots)**

2 Corrigé

		V F	Cotation	Commentaires, conseils et coaching
QCM 1	A -	F	MZ	Mécanisme immunoallergique versus mécanisme toxique Mécanisme immunoallergique : • Périphérique, généralement uniquement atteinte de la lignée granulocytaire, indépendant de la dose, nécessite un contact sensibilisant
	B -	V	3	
	C -	F	MZ	
	D -	V	2	
	E -	F	-1	
	F -	F	-2	
QCM 2	A -	V	1	Inattendu, aigu, brutal, contact sensibilisant (exposition antérieure ou exposition prolongée) Médicament (haptène) forme un complexe avec une protéine (plasmatique ou de la membrane du PNN) • Formation d'Anticorps contre ce complexe - Couple anticorps - antigène × Se fixe ou est déjà sur la membrane du PNN × Active le complément pour aboutir à la destruction du PNN
	B -	F	MZ	
	C -	F	-2	
	D -	V	1	
	E -	F	-2	
	F -	V	2	
	G -	V	1	
	H -	V	1	
QCM 3	A -	V	1	Agranulocytose = pas de PNN = pas de formation d'abcès (pus = PNN) • Femme adulte+++, apparition brutale, tableau infectieux + lésions ulcéro-nécrotiques des muqueuses - INTERROGATOIRE = RECHERCHE DU MEDICAMENT POTENTIELLEMENT RESPONSABLE
	B -	F	MZ	
	C -	F	MZ	
	D -	F	MZ	
	E -	V	4	
	F -	F	-1	
QCM 4	A -	F	MZ	Toxique : • Attendu, PANCYTOPENIE - Neutropénie plus ou moins totale (donc leucopénie nette) - Anémie - Thrombopénie
	B -	F	MZ	
	C -	V	1	
	D -	F	-2	
	E -	V	1	
	F -	V	2	
	G -	V	1	
	H -	F	-2	
QCM 5	A -	F	MZ	Mécanisme immunoallergique : • Agranulocytose habituellement isolée (mais donc aussi leucopénie la plupart du temps), souvent complète, sans cellule anormale
	B -	F	MZ	
	C -	V	1	
	D -	V	3	
	E -	F	-2	
	F -	F	-2	
	G -	V	1	
	H -	F	-2	
	I -	F	MZ	
	J -	F	-2	
QCM 6	A -	V	3	Agranulocytose aiguë médicamenteuse de mécanisme immunoallergique : • Doit éliminer une hémopathie maligne (leucémie aiguë et lymphome avec envahissement médullaire) par réalisation d'un myélogramme • Au myélogramme : respect de toutes les lignées sauf la lignée granulocytaire qui est : - Soit totalement absente - Soit présente un arrêt de maturation au stade de promyélocyte (témoignant d'un début de reprise de la granulopoïèse) BOM inutile dans le cadre d'agranulocytose aiguë médicamenteuse d'origine immunoallergique
	B -	F	-2	
	C -	V	2	
	D -	F	MZ	
	E -	F	MZ	
	F -	F	-2	
	G -	F	MZ	
QCM 7	A -	F	-2	Frottis médullaire de richesse diminuée par disparition totale ou partielle de la lignée granulocytaire (lignée normalement majoritaire/ donc augmentation en valeurs relatives(%) des autres lignées)
	B -	V	1	
	C -	F	-2	
	D -	V	1	
	E -	V	1	
	F -	F	MZ	
	G -	V	1	
	H -	V	1	
	I -	F	-2	

QCM 8	A -	F	-1	Récupération de PNN>500/mm3 en 8-10 jours Puis normalisation rapide Lors de régénération médullaire (peu importe le mécanisme) : • D'abord monocytose et myélémie puis récupération de la ou les lignées atteintes initialement
	B -	V	2	
	C -	V	1	
	D -	V	1	
	E -	V	1	
	F -	F	-1	
	G -	F	-1	
	H -	F	-1	
QCM 9	A -	F	0	Tous ces tests biologiques sont possibles mais non fiables et non utilisés en pratique quotidienne Test de réintroduction = non biologique
	B -	F	0	
	C -	F	0	
	D -	F	0	
	E -	V	5	
QCM 10	A -	V	1	Agranulocytose aiguë médicamenteuse de mécanisme toxique = bien souvent aplasie médullaire (agranulocytose + anémie + thrombopénie) • Connue et attendue, donc : - Surveillance biologique post chimiothérapie - G-CSF possible - Education du patient (surveillance de température 2x/jour, conduite à tenir si hyperthermie, conduite à tenir si saignement, conduite à tenir si syndrome anémique)
	B -	V	1	
	C -	V	1	
	D -	V	1	
	E -	V	1	
	F -	F	-1	
			50	**Total QCM**

	Réponses	Cotation	Commentaires, conseils et coaching
QROC 1	• Absence totale de PNN ou • En pratique : neutropénie profonde avec PNN <500/mm3	5 Ou 5	= URGENCE
QROC 2	• Risque infectieux • Bactérien	2.5 2.5	Bactérien ++++ (risque de bactériémie à BGN) Isolement protecteur + précautions standards
QROC 3	• Toxique • Immunoallergique	2.5 2.5	Toxique : • Le plus fréquent, en général attendu, aboutit à une pancytopénie (toxicité médullaire globale), central - +++Chimiothérapie antimitotique Immunoallergique : • Destruction périphérique, indépendant de la dose, nécessite un contact sensibilisant, aigu, brutal
QROC 4	• Hémocultures sur PAC/sur KT • Hémocultures périphériques • ECBU • (coprocultures, prélèvements de gorge…)	3 1 1	Avant de débuter une antibiothérapie si possible Hémocultures +++, autres prélèvements orientés par la clinique
QROC 5	• Antibiothérapie • Probabiliste • Parentérale/IV • (double et synergique) • Large spectre • Vise BGN (et/ou SARM si infection de KT)	3 3 1 1 2	Qui sera secondairement adaptée aux résultats des prélèvements effectués Si sepsis sévère/choc septique = Restauration hémodynamique/expansion volémique/Remplissage vasculaire
QROC 6	• Myélogramme • Biopsie Ostéo-Médullaire	2 3	Dans le cadre des mécanismes toxiques, il peut y avoir des aplasies médullaires non prévisibles qui ne manifestent aucune tendance à la régression • Nécessite alors une exploration de la moelle osseuse (moelle sera pauvre)

QROC 7	• Pharmacovigilance	5	Pour établir les critères d'imputabilité intrinsèque et extrinsèque
QROC 8	• Arrêt • Et contre indication • A vie • Du traitement incriminé	1 2 2	Pour tous les effets indésirables graves à un médicament (thrombopénie, agranulocytose immunoallergique, toxidermie…) : • Déclaration pharmacovigilance • Arrêt et contre indication à vie du traitement • Education du patient, carte + remettre liste des médicaments contre-indiqués pour le patient
QROC 9	• En 8-10 jours	5	PNN >500/mm3 = limite suffisante pour contrôler une infection bactérienne avec l'aide d'une l'antibiothérapie appropriée Normalisation des PNN sera ensuite rapide (en passant par une monocytose + myélémie de « régénération » + polynucléose neutrophile transitoire)
QROC 10	• Bactérien & • Fongique	2 3	Candidoses, aspergilloses invasives
		55	**Total QROC**

FICHE DE SYNTHESE : POINTS CLES UE POUR MIEUX REPONDRE AUX QUESTIONS ISOLEES ET AUX DOSSIERS CLINIQUES PROGRESSIFS	
Titres	**Eléments à cocher lors des QCM Mots clés des QROC**
ZEROS	URGENCE ISOLEMENT PROTECTEUR CONSEILS POSTCHIMIOTHERAPIE / EDUCATION CRITERES IMPUTABILITE ARRET DU TRAITEMENT INCRIMINE ET CONTRE INDICATION A VIE
Définition	Agranulocytose = • Neutropénie profonde, PNN <500/mm3

Etiologies	2 mécanismes d'agranulocytose aiguë médicamenteuse :
	• Toxique (++post chimiothérapie)
	  - Le plus fréquent, prévisible, pancytopénie, dépend du type et de l'intensité de la chimiothérapie anticancéreuse
	• Immunoallergique
	  - Brutal, imprévisible, nécessite contact sensibilisant, indépendant de la dose du traitement

Clinique	Tableau infectieux brutal **Lésions ulcéro-nécrotiques des muqueuses** (car pas de PNN donc pas de « pus ») (angine+++)
Examens complémentaires	Hémogramme +++ Myélogramme indispensable dans les agranulocytoses de mécanisme immunoallergique • Frottis de richesse diminuée, disparition de la lignée granulocytaire ou blocage au stade de promyélocyte, **PAS DE CELLULE ANORMALE** • Permet d'éliminer une hémopathie Pas de BOM dans les agranulocytoses de mécanisme immunoallergique Prélèvements bactériologiques (hémocultures, ECBU, coproculture), Radiographie de Thorax
Traitement	Déclaration pharmacovigilance **ARRET DU TRAITEMENT INCRIMINE** avec critères d'imputabilité Si fébrile : • Isolement protecteur • Prélèvements (hémocultures en périphérique + sur PAC +++++) • Bi-Antibiothérapie urgente, probabiliste, parentérale large spectre, visant les BGN (et le SARM si PAC infecté) : C3G + aminosides ou fluoroquinolones
Complications	Risque infectieux bactérien (bactériémie à BGN ++++) • Sepsis sévère / choc septique (signe hypoperfusion : marbrures, oligurie, extrémités froides, confusion) - Faire bilan retentissement du sepsis sévère = bilan hépatique, fonction rénale, GDS artériels+ lactates, ECG Si agranulocytose de longue durée : • Risque bactérien & fongique Penser infection fongique face à une neutropénie fébrile persistante sous antibiothérapie bien conduite
Listes des médicaments possiblement responsables d'agranulocytose aiguë médicamenteuse	**Antithyroïdiens de synthèse** (néomercazole+++) : • Faire NFS 1x/10jours pendant 2 mois puis 1x/mois **Clozapine** (antipsychotique atypique pour schizophrénie résistante aux traitements de 1ère intention) : • NFS 1x/ semaine pendant 18 semaines puis 1x/mois Anticonvulsivants, anti-inflammatoires, antibiotiques, antidiabétiques… **Toute molécule nouvellement introduite doit être considérée comme suspecte**

UE questions isolées — Item 312

1 Enoncé

QCM 1	**Quels sont les 5 cancers de l'enfant les plus fréquents ? (Jusqu'à 5 réponses)**

A - Rétinoblastomes
B - Tumeurs hépatiques
C - Leucémies aiguës
D - Neuroblastomes
E - Tumeurs osseuses
F - Lymphomes
G - Néphroblastomes
H - Tumeurs des tissus mous
I - Tumeurs cérébrales
J - Tumeurs hépatiques
K - Tumeurs germinales malignes

QCM 2	**Quelles manifestations cliniques peuvent appartenir au syndrome tumoral d'une LA ? (Jusqu'à 7 réponses)**

A - Anesthésie de la houppe du menton
B - Dyspnée, palpitations, pâleur cutanéo-muqueuse
C - Epistaxis
D - Hypertrophie gingivale
E - Hypertrophie testiculaire
F - Angine ulcéro-nécrotique
G - Douleurs osseuses
H - Bulles hémorragiques intra buccales
I - Leucémides

QCM 3	**Quels peuvent être les facteurs qui favorisent l'apparition d'une leucémie aiguë ? (Jusqu'à 8 réponses)**

A - Les chimiothérapies anticancéreuses
B - Le diabète
C - La maladie de Vaquez
D - Les syndromes myélodysplasiques
E - Les virus
F - Les bactéries
G - L'hypertension artérielle
H - L'exposition aux radiations ionisantes
I - La trisomie 21
J - Le syndrome de Li-Fraumeni

QCM 4	**Concernant la Leucémie Aiguë Promyélocytaire (LAP), quelles sont les propositions vraies ? (Jusqu'à 5 réponses)**

A - Est synonyme de LAM 2
B - Est synonyme de LAM 3
C - Est synonyme de LA monoblastique
D - Est caractérisée par la translocation t (8 ; 21)
E - Est caractérisée par l'inversion du 16 au caryotype
F - Est caractérisée par la translocation t (9 ; 22)
G - Est caractérisée par la translocation t (15 ; 17)
H - On retrouve des corps d'Auer en fagots sur le frottis médullaire
I - On retrouve un corps d'Auer volumineux sur le frottis médullaire
J - Peut être traitée par des inhibiteurs de tyrosine kinase (ITK)
K - La protéine de fusion est le bcr-abl
L - La protéine de fusion est le PML-RARα

QCM 5 — **Concernant la LAL à chromosome Philadelphie, quelles sont les propositions exactes ? (Jusqu'à 5 réponses)**

A - Est une LAL B
B - Est une LAL T
C - Est caractérisée par la translocation t (15 ; 17)
D - Est caractérisée par la translocation t (8 ; 21)
E - Est caractérisée par la translocation t (9 ; 22)
F - Est caractérisée par l'inversion du chromosome 16 au caryotype
G - La protéine de fusion est bcr-abl
H - La protéine de fusion est PML-RARα
I - Est de bon pronostic
J - Est de pronostic péjoratif
K - Possède un traitement spécifique

QCM 6 — **Quels sont les éléments cytogénétiques suivants qui sont de pronostic favorable dans les LAM ? (Jusqu'à 5 réponses)**

A - Caryotype normal
B - Caryotypes complexes
C - Translocation t (8 ; 21)
D - Translocation t (9 ; 22)
E - Translocation t (15 ; 17)
F - Inversion du 16

QCM 7 — **Quels sont les éléments de bon/meilleur pronostic dans les LAL ? (Jusqu'à 5 réponses)**

A - LAL de l'enfant par rapport aux LAL de l'adulte
B - LAL de l'adulte par rapport aux LAL de l'enfant
C - LAL chez un enfant <1an par rapport à un enfant de 7-8 ans
D - LAL T par rapport aux LAL B
E - LAL B par rapport aux LAL T
F - Hyperdiploïdie (>50 chromosomes)
G - Hypodiploïdie (<45 chromosomes)
H - Translocation t (9 ; 22)

QCM 8 — **Quels sont les éléments biologiques suivants en faveur d'une CIVD ? (Jusqu'à 5 réponses)**

A - Thrombopénie
B - Thrombocytose
C - TP normal
D - TP augmenté, >120%
E - TCA diminué
F - TCA allongé
G - Fibrinogène sanguin >4g/L
H - Baisse du fibrinogène sanguin
I - Présence de produits de dégradation de la fibrine

QCM 9 — **Quels sont les éléments en faveur d'un syndrome de lyse tumorale ? (Jusqu'à 5 réponses)**

A - Hypokaliémie
B - Hypouricémie
C - Hypocalcémie
D - Hypophosphorémie
E - LDH sanguins bas
F - Hyperkaliémie
G - Hyperuricémie
H - Hypercalcémie
I - Hyperphosphorémie
J - LDH sanguins augmentés

QCM 10 — **Quand rechercher un envahissement neuro-méningé dans les LA par PL ? (Jusqu'à 3 réponses)**

A - Jamais
B - Toujours
C - Uniquement si signe d'appel
D - Dans toutes les LAL
E - Dans toutes les LA monoblastiques
F - Dans les LA hyperleucocytaires

QCM 11	**Concernant les LA monoblastiques, quelles sont les propositions exactes ? (Jusqu'à 7 réponses)**

A - Sont synonymes de LAM3
B - Sont synonymes de LAL à chromosome Philadelphie
C - Sont synonymes de LAL B
D - Sont synonymes de LAM5
E - On y retrouve fréquemment une leucopénie au diagnostic
F - Sont souvent hyperleucocytaires au diagnostic
G - Cliniquement on peut retrouver des leucémides
H - Cliniquement on peut retrouver des hypertrophies gingivales
I - Cliniquement on peut retrouver une anesthésie de la houppe du menton
J - Ont un traitement spécifique par ATRA
K - Ont un traitement spécifique par inhibiteur de tyrosine kinase

QCM 12	**En quoi consiste l'allogreffe de cellules souches hématopoïétiques (CSH) ? (Jusqu'à 3 réponses)**

A - Utilisation de CSH recueillies chez le malade en rémission
B - Utilisation de CSH recueillies chez le malade au diagnostic
C - Utilisation de CSH d'une autre espèce animale
D - Utilisation de CSH recueillies chez un sujet sain HLA compatible
E - A un effet curatif propre
F - Lorsque les lymphocytes du receveur s'attaquent aux revêtements du receveur : on parle de GVH
G - Lorsque les lymphocytes du receveur s'attaquent aux revêtements du receveur : on parle de GVL

QCM 13	**Concernant les LAL, quelles sont les propositions vraies ? (Jusqu'à 6 réponses)**

A - La fréquence augmente avec l'âge
B - On peut retrouver des corps d'Auer au frottis médullaire
C - En cytochimie, l'activité enzymatique myéloperoxydase est positive
D - Les LAL de type B sont les plus fréquentes des LAL
E - Les corticoïdes sont les premiers traitements utilisés
F - On réalisera toujours une ponction lombaire (en l'absence de contre-indication)
G - L'examen cytologique permet de définir si c'est une LAL T ou B

QCM 14	**Concernant la LA de type Burkitt, quelles sont les propositions exactes ? (Jusqu'à 5 réponses)**

A - Est une LAL
B - Est une LAM
C - Est une forme de bon pronostic chez l'enfant
D - Est associée à une translocation t (9 ; 22)
E - Est associée à une translocation t (8 ; 14)
F - Est associée à une translocation t (8 ; 21)
G - Est associée à une translocation t (15 ; 17)
H - Est souvent associée à un syndrome de lyse
I - Est la phase leucémique du lymphome du même nom

QCM 15	**Comment prévenir/traiter un syndrome de lyse tumorale ? (Jusqu'à 4 réponses)**

A - Traitement hypokaliémiant
B - Traitement hyperkaliémiant
C - Traitement de l'hypercalcémie
D - Hyperhydratation
E - Traitement hypouricémiant

QCM 16	**Que peut-il y avoir sur l'hémogramme dans les LA ? (Jusqu'à 6 réponses)**

A - Il peut être normal
B - Anémie microcytaire
C - Polyglobulie
D - Pancytopénie
E - Leucopénie
F - Hyperleucocytose
G - Les blastes peuvent être absents
H - Neutropénie
I - Anémie normocytaire régénérative
J - Anémie macrocytaire arégénérative

QCM 17	**Quel est l'ordre de la granulopoïèse ? (1 réponse)**

A - Promyélocyte puis myélocyte puis myéloblaste puis métamyélocyte puis PNN
B - Myélocyte puis myéloblaste puis promyélocyte puis métamyélocyte puis PNN
C - Métamyélocyte puis promyélocyte puis myéloblaste puis myélocyte puis PNN
D - Myéloblaste puis myélocyte puis promyélocyte puis métamyélocyte puis PNN
E - Myéloblaste puis promyélocyte puis myélocyte puis métamyélocyte puis PNN
F - Promyélocyte puis métamyélocyte puis myéloblaste puis myélocyte puis PNN

QCM 18	**Concernant l'autogreffe de cellules souches hématopoïétiques (CSH), quelles sont les propositions vraies ? (Jusqu'à 3 réponses)**

A - Utilisation de CSH recueillies chez le malade en rémission
B - Utilisation de CSH recueillies chez le malade au diagnostic
C - Utilisation de CSH d'une autre espèce animale
D - Utilisation de CSH recueillies chez un sujet sain HLA compatible
E - A un effet curatif propre
F - L'effet curatif repose uniquement sur le conditionnement préalable à la réinjection des CSH
G - Les lymphocytes du receveur s'attaquent fréquemment aux revêtements du receveur (GVH)

QCM 19	**Quelles sont les grands principes de traitement d'un syndrome de leucostase pulmonaire ? (Jusqu'à 5 réponses)**

A - Transfusions massives de concentrés globulaires
B - Oxygénothérapie
C - Transfert en réanimation
D - Leucaphérèse
E - Chimiothérapie en urgence

QCM 20	**Quelle est la probabilité que mon frère soit HLA compatible (10/10) avec ma sœur ? (1 réponse)**

A - 0%
B - 100%
C - 50%
D - 25%
E - 33,3%
F - 12,5%
G - 75%

QROC 1	**Comment affirmer le diagnostic de leucémie aiguë ? (4-5 mots)**
QROC 2	**Comment se prénomment les bâtonnets rouges (azurophiles) caractéristiques des LAM sur le frottis médullaire ? (3 mots)**
QROC 3	**Quels sont les 2 types de signes cliniques dans les leucémies aiguës ?**
QROC 4	**Quel est le premier examen que vous demandez face à une suspicion clinique de LA ? (1 mot)**
QROC 5	**Chez un enfant de 20 mois, quelles sont les 2 principales affections malignes pouvant se manifester par une boiterie ? (5 mots)**
QROC 6	**Quels sont les 2 objectifs du traitement de la LA ?**
QROC 7	**Quelles sont les 3 grandes phases de traitement d'une LA ?**
QROC 8	**Quelles sont les 2 indications de la radiothérapie dans les LA ?**
QROC 9	**Qu'évoquez-vous devant une détresse respiratoire avec hypoxie réfractaire chez un patient présentant une LA hyperleucocytaire non traitée ? Texte libre (1 à 3 mots)**
QROC 10	**Quelle activité enzymatique des blastes de LAM cherchent-on à mettre en évidence en cytochimie ? Texte libre (1 à 3 mots)**
QROC 11	**Comment évalue t-on la corticosensibilité des LAL ? (6-7 mots)**
QROC 12	**Quels sont les 5 facteurs pronostiques les plus significatifs dans les LA ?**
QROC 13	**Que faire avant de débuter (ou dans la première semaine) le traitement d'une LA chez un adolescent ou adulte jeune qui désire des enfants ? Texte libre (1 à 3 mots)**

QROC 14	**Que faut-il évaluer avant de débuter le traitement d'une LAM ?** **Texte libre (1 à 3 mots)**
QROC 15	**Quelle leucémie aiguë évoquez-vous face à la présence de corps d'Auer en fagots sur le frottis médullaire ?**
QROC 16	**Quand surviennent le plus souvent les rechutes de LA ?** **(7-8 mots)**
QROC 17	**Que faut-il poser chez un patient avant le début du traitement d'une LA ?** **(2 mots)**
QROC 18	**Pourquoi est-il difficile d'évaluer l'hypoxémie sur un gaz du sang artériel dans les LA hyperleucocytaires ?** **(5-6 mots)**
QROC 19	**Quelle complication hématologique est quasi toujours présente dans les LAM3 ?** **Texte libre (1 à 3 mots)**
QROC 20	**En pratique, quand parle t-on de rémission cytologique complète ?** **Texte libre (1 à 3 mots)**

2 Corrigé

		V F	Cotation	Commentaires, conseils et coaching
QCM 1	A -	F	-1	Cancer de l'enfant : • 60% de cancers solides • 40% d'hémopathies malignes (LAL++++)
	B -	F	-1	
	C -	V	1	
	D -	V	1	
	E -	F	-1	
	F -	V	1	
	G -	V	1	
	H -	F	-1	
	I -	V	1	
	J -	F	-1	
	K -	F	-1	
QCM 2	A -	V	1	LA : • Insuffisance médullaire : syndrome anémique, hémorragique et infectieux • + syndrome tumoral
	B -	F	MZ	
	C -	F	MZ	
	D -	V	1	
	E -	V	1	
	F -	F	MZ	
	G -	V	1	
	H -	F	MZ	
	I -	V	1	
QCM 3	A -	V	2	La plupart du temps la LA est primitive L'acutisation des SMP et SMD en LA (LAM+++) est de mauvais pronostic
	B -	F	-2	
	C -	V	1	
	D -	V	1	
	E -	V	2	
	F -	F	-2	
	G -	F	-2	
	H -	V	1	
	I -	V	2	
	J -	V	1	
QCM 4	A -	F	-1	LAP = LAM 3 • t (15 ; 17) ; PML RARα, traitement par ATRA, rechercher une CIVD, pancytopénie, corps d'Auer en fagots
	B -	V	1	
	C -	F	-1	
	D -	F	-1	
	E -	F	-1	
	F -	F	-1	
	G -	V	2	
	H -	V	1	
	I -	F	-1	
	J -	F	-1	
	K -	F	-1	
	L -	V	1	
QCM 5	A -	V	1	LAL à chromosome Philadelphie = • LAL B, t (9 ; 22) ; bcr-abl, mauvais pronostic, traitement spécifique par inhibiteur de tyrosine kinase Translocation t (9 ; 22) est aussi retrouvée dans les LMC
	B -	F	-1	
	C -	F	-1	
	D -	F	-1	
	E -	V	1	
	F -	F	-1	
	G -	V	1	
	H -	F	-1	
	I -	F	-1	
	J -	V	1	
	K -	V	1	

QCM	Item	Réponse	Points	Commentaire
QCM 6	A -	F	-1	Pronostic favorable des LAM si : • t (15 ; 17) ; t (8 ; 21), inv16 • + si bonne réponse au traitement d'induction, pas de comorbidités
	B -	F	-2	
	C -	V	2	
	D -	F	-2	
	E -	V	2	
	F -	V	1	
QCM 7	A -	V	2	LAL de bon pronostic : • LAL B, si chez l'enfant (sauf <1an), corticosensible (<1000blastes circulants /mm3 à 8 jours de corticoïdes), bonne réponse au traitement d'induction, si décroissance rapide de la maladie résiduelle (biologie moléculaire)
	B -	F	-1	
	C -	F	-1	
	D -	F	-1	
	E -	V	2	
	F -	V	1	
	G -	F	-1	
	H -	F	-2	
QCM 8	A -	V	1	Rechercher une CIVD dans le cadre des LA est indispensable (++++ dans les LAP et/ou LA hyperleucocytaires)
	B -	F	-2	
	C -	F	-2	
	D -	F	-2	
	E -	F	-2	
	F -	V	1	
	G -	F	-2	
	H -	V	2	
	I -	V	1	
QCM 9	A -	F	-1	Toujours rechercher un syndrome de lyse tumorale dans un contexte de LA (+++ si LA hyperleucocytaire) • Lyse cellulaire donc libération potassium, phosphore, LDH, acide urique donc : - Hyperkaliémie, hyperphosphorémie (+ chélation du calcium donc hypocalcémie associée), hyperuricémie, - L'élévation des LDH est proportionnelle au syndrome de lyse - Complexe formé par calcium et phosphore précipite dans les tubules rénaux × Insuffisance rénale aiguë sur nécrose tubulaire aiguë Traitement par hyperhydratation + uricosurique (FASTURTEC©) + prise en charge de l'hyperkaliémie
	B -	F	-1	
	C -	V	1	
	D -	F	-1	
	E -	F	-1	
	F -	V	1	
	G -	V	1	
	H -	F	-1	
	I -	V	1	
	J -	V	1	
QCM 10	A -	F	MZ	Réalisation de ponction lombaire pour rechercher un envahissement neuro-méningé + pour injection intrathécale de chimiothérapie (prophylactique ou curative) si : • LAL • LA monoblastique (LAM5) • LA hyperleucocytaire (mais attendre que les blastes circulants soient <1000/mm3 minimum car risque de dissémination) Comme toute PL : toujours vérifier le bilan d'hémostase + les plaquettes ++++
	B -	F	MZ	
	C -	F	MZ	
	D -	V	3	
	E -	V	1	
	F -	V	1	
QCM 11	A -	F	-1	LA monoblastique = LAM 5 = estérase positive en étude cytochimique = hyperleucocytaire +++ = localisations extramédullaires fréquentes (méningée, paires crâniennes, cutanées, gingivales) • PL diagnostique + avec prophylaxie méningée par chimiothérapie intrathécale
	B -	F	-1	
	C -	F	-1	
	D -	V	1	
	E -	F	-1	
	F -	V	1	
	G -	V	1	
	H -	V	1	
	I -	V	1	
	J -	F	-2	
	K -	F	-1	
QCM 12	A -	F	MZ	Allogreffe = CSH d'un donneur sain HLA compatible (familial ou non) Autogreffe = réinjection de ses propres CSH Quand les lymphocytes du donneur s'attaquent au système immunitaire : on parle de prise de greffe Quand les lymphocytes du donneur s'attaquent à la maladie, au tissu hématopoïétique : on parle de GVL (Graft Versus Leukemia) Quand les lymphocytes du donneur s'attaquent aux revêtements cutanés du receveur : on parle de GVH (Graft Versus Host) Tolérance des nouveaux lymphocytes formés sera induite par le thymus du receveur
	B -	F	MZ	
	C -	F	MZ	
	D -	V	3	
	E -	V	2	
	F -	F	-2	
	G -	F	-2	

QCM	Item	Réponse	Points	Commentaire
QCM 13	A -	F	-2	LAL = LA la plus fréquente de l'enfant (80% des LA) LAL = MPO négative = pas de corps d'Auer Cytométrie en flux (immunophénotypage) permet de définir si c'est une LAL B ou T
	B -	F	MZ	
	C -	F	-2	
	D -	V	2	
	E -	V	2	
	F -	V	1	
	G -	F	MZ	
QCM 14	A -	V	1	LA de type Burkitt = LAL de type 3 = phase leucémique du lymphome du même nom = syndrome de lyse +++ = t (8 ; 14) = Immunoglobuline de surface en cytométrie en flux
	B -	F	-1	
	C -	V	1	
	D -	F	-1	
	E -	V	1	
	F -	F	-1	
	G -	F	-1	
	H -	V	1	
	I -	V	1	
QCM 15	A -	V	2	Traitement du syndrome de lyse : • Prise en charge de l'hyperkaliémie donc traitement hypokaliémiant • HYPERHYDRATATION • Uricosurique / traitement hypouricémiant
	B -	F	MZ	
	C -	F	MZ	
	D -	V	2	
	E -	V	1	Surveillance biologique HYPERKALIEMIE = ECG
QCM 16	A -	F	-2	Suspicion clinique de LA = faire hémogramme Confirmation diagnostique de LA = myélogramme • PANCYTOPENIE = Leucémie Aiguë jusqu'à preuve du contraire Blastes circulants peuvent être absents ou très rares
	B -	F	-2	
	C -	F	-2	
	D -	V	2	
	E -	V	1	
	F -	V	2	
	G -	V	2	
	H -	V	2	
	I -	F	MZ	
	J -	V	1	
QCM 17	A -	F	MZ	Cellules de plus en plus petites, noyau avec de plus en plus de lobes Lignée granuleuse = environ 50% des cellules au myélogramme Pyramide normalement uniforme au myélogramme (2% - 4% - 10% - 15% - 25%) Si blocage dans différenciation (LA) = plus de blastes que de métamyélocytes
	B -	F	MZ	
	C -	F	MZ	
	D -	F	MZ	
	E -	V	5	
	F -	F	MZ	
QCM 18	A -	V	2	Effet curatif de l'autogreffe dépend uniquement du conditionnement L'autogreffe de CSH permet de sortir plus rapidement d'aplasie après une chimiothérapie (+/-radiothérapie) intensive
	B -	F	MZ	
	C -	F	MZ	
	D -	F	MZ	
	E -	F	MZ	
	F -	V	3	
	G -	F	MZ	
QCM 19	A -	F	MZ	Leucostase = hyperviscosité des blastes circulants = hypoxie capillaire • EVITER LES TRANSFUSIONS Transfert en réanimation = oxygénothérapie, libération des voies aériennes supérieures, +/- intubation orotrachéale, chimiothérapie en urgence voire leucaphérèse
	B -	V	1	
	C -	V	2	
	D -	V	1	
	E -	V	1	
QCM 20	A -	F	MZ	25% de chance qu'un frère soit HLA compatible 10/10 avec sa sœur 50% de chance qu'il soit partiellement compatible (haplo-identique) 5/10 25% de malchance qu'il soit non compatible 0/10
	B -	F	MZ	
	C -	F	MZ	
	D -	V	5	
	E -	F	MZ	
	F -	F	MZ	
	G -	F	MZ	
			105	**Total QCM**

	Réponses	Cotation	Commentaires, conseils et coaching
QROC 1	• Myélogramme • Avec >20% de blastes	3 2	Prélèvement de moelle osseuse : • Analyse cytologique • Immunocytochimique • Immunophénotypage des blastes • Cytogénétique • Biologie moléculaire
QROC 2	• Corps d'Auer	5	Blastes de LAM : • Contiennent souvent quelques granulations • Parfois corps d'Auer Corps d'Auer volumineux = évoque t (8 ; 21) = LAM 2 Fagots de corps d'Auer = évoque t (15 ; 17) = LAM 3
QROC 3	• Insuffisance médullaire • Syndrome tumoral	2.5 2.5	Insuffisance médullaire : • Syndrome anémique (souvent mal toléré car installation rapide) • Syndrome infectieux (fièvre, angine ulcéro-nécrotique) • Syndrome hémorragique Syndrome tumoral : • SMG, adénopathies, HMG (+++++ dans les LAL), localisations méningées, testiculaires, osseuses, gingivales, cutanées
QROC 4	• Hémogramme	5	Toujours anormal dans une LA • Blastes circulants peuvent être absents • Pancytopénie ++++ ou anémie + thrombopénie + hyperleucocytose - Réaliser un myélogramme
QROC 5	• Leucémie aiguë lymphoblastique • Neuroblastome métastatique	2 3	Cancers prédominants avant 5ans : • LA (80% de lymphoblastique++++++) • Tumeurs embryonnaires spécifiques de l'enfant (neuroblastomes, néphroblastomes qui eux métastasent plus souvent au niveau pulmonaire)
QROC 6	• Obtenir une rémission • Eviter les rechutes	2 3	Pour ce faire : • Polychimiothérapie intensive ++++
QROC 7	• Induction • Consolidation • Entretien • (si dans cet ordre)	1 1 1 2	Traitement dans centre spécialisé, avec protocoles précis, stratégies thérapeutiques adaptées aux facteurs pronostiques • Pas de phase d'entretien dans toutes les LA
QROC 8	• Irradiation prophylactique ou curative des envahissements neuroméningés • Irradiation corporelle totale pour le conditionnement pré-allogreffe de cellules souches hématopoïétiques	2 3	Indications limitées de la radiothérapie dans les LA
QROC 9	• Syndrome de leucostase pulmonaire	4 1	Lors d'hyperleucocytose majeure (>100G/L) principalement représentée par des blastes circulants (taille supérieure aux PNN car cellules immatures, hyperviscosité) • Hypoxie au niveau des capillaires pulmonaires et aussi cérébraux = syndrome de leucostase
QROC 10	• Myéloperoxydase	5	MPO positif = LAM (l'inverse n'est pas forcément vrai) • MPO peut être négatif dans les LAM0, LAM5 et LAM7

QROC 11	• Blastes circulants • <1000/mm3 • A J8 de corticoïdes	1 2 2	LAL corticosensible = bon pronostic
QROC 12	• L'âge • L'existence ou non de comorbidités • La leucocytose • La réponse au traitement initial • La cytogénétique	1 1 1 1 1	Mauvais pronostic si > 60ans, si leucocytose élevée, si pas de rémission complète après induction
QROC 13	• CECOS • (Mise au repos axe gonadotrope chez la femme)	5	Toujours y penser avant de débuter des chimiothérapies anticancéreuses
QROC 14	• Evaluation cardiaque ou • FEVG	5 Ou 5	Base du traitement des LAM = • Anthracyclines - Risque de cardiopathie dilatée dose dépendante
QROC 15	• Myéloblastique • 3 • ou • Promyélocytaire	2 3 Ou 5	Corps d'Auer en fagots = LAM 3 = LAP (Promyélocytaire) = translocation (15 ; 17) = protéine de fusion PML RARα= rechercher une CIVD = traitement par ATRA (acide tout-trans-rétinoïque)
QROC 16	• Dans les 2 premières années de la rémission	5	Surveillance +++ / traitement d'entretien
QROC 17	• Voie centrale/ KT / PAC	5	Chimiothérapie = Voie centrale +++ KT lors des LA car plus faciles à enlever si infecté
QROC 18	• Consommation in vitro de l'oxygène par les blastes	5	Surveillance clinique ++ du risque de leucostase (FR, Sp02)
QROC 19	• CIVD	5	A rechercher dans toutes les LA et plus particulièrement dans les LAP (LAM3) • TP, TCA, fibrinogène, plaquettes, produits de dégradation de la fibrine, D-Dimères
QROC 20	• <5% de blastes (sans corps d'Auer pour les LAM) • (+ amélioration de la NFS : PNN>1GL/, Plaquettes >100G/L)	5	Rémission cytologique Rémission biologique (biologie moléculaire ne détecte plus de cellules leucémiques)
		100	**Total QROC**

FICHE DE SYNTHESE : POINTS CLES UE POUR MIEUX REPONDRE AUX QUESTIONS ISOLEES ET AUX DOSSIERS CLINIQUES PROGRESSIFS	
Titres	**Eléments à cocher lors des QCM Mots clés des QROC**
ZEROS	BILAN PRETRANSFUSIONNEL CECOS FEVG MYELOGRAMME LA hyperleucocytaire ? avec envahissement neuro-méningé ? **ONCO-Hémato** = Annonce, PPS, RCP, multidisciplinaire, inclusion protocole de recherche
Définition	**>20% de blastes au myélogramme**
Etiologies	Leucémie aiguë : • Primaire ou secondaire à une autre pathologie (T21, Syndrome Li-Fraumeni, SMP, SMD) • LAMyéloblastique ou LALymphoblastique
Clinique	Insuffisance médullaire : • Syndrome anémique • Syndrome hémorragique • Syndrome infectieux Syndrome tumoral (+++++LAL)
Examens complémentaires	Hémogramme (blastes peuvent être absents) Myélogramme • Cytologique : **corps d'Auer**, LAL ou LAM ? • Cytochimique : activité MPO (toujours absente dans les LAL) • **Cytogénétique +++++ (pronostic)** • Immunophénotypage : LAM (CD 13/33) ; LAL B (CD10 19 20) ou T (CD3 5) ? • Biologie moléculaire BOM uniquement si on évoque LA associée à une myélofibrose BILAN PRE TRANSFUSIONNEL PRE ALLOGREFFE = typage HLA, sérologies virales, arbre généalogique PL si signe neurologique, si LAL, si LA hyperleucocytaire au diagnostic, si LA monoblastique (si pas de contre indication, si blastes circulants <1000/mm3) Recherche CIVD, syndrome de lyse tumorale, leucostase
Traitement	INDUCTION / CONSOLIDATION / ENTRETIEN Polychimiothérapie à base d'anthracyclines +++ pour LAM **Corticothérapie pour LAL** Allogreffe de cellules souches hématopoïétiques Thérapies ciblées = **ATRA pour LAM3** / ITK pour LAL à chromosome Philadelphie
Complications	INFECTION = Penser prophylaxies anti-infectieuses (BACTRIM© avec LEDERFOLINE© + VALACICLOVIR +/- antifongique) **Syndrome de lyse tumorale** **Syndrome de leucostase** **CIVD**
Facteurs pronostiques majeurs	Age Existence ou non de comorbidités Réponse initiale au traitement (dont la corticosensibilité pour les LAL) Cytogénétique+++ Leucocytose
LAM 3	LA promyélocytaire, pancytopénie Corps Auer en fagots CIVD Translocation t (15 ; 17) Traitement par ATRA

UE questions isolées Item 313

1 Enoncé

QCM 1	**Concernant les Syndromes MyéloDysplasiques (SMD), quelles sont les propositions vraies ? (Jusqu'à 3 réponses)**
A -	Affection clonale qui consiste en un blocage de maturation des cellules souches hématopoïétiques
B -	Affection clonale qui consiste en une maturation anormale des cellules souches hématopoïétiques
C -	La moelle osseuse est de richesse augmentée la plupart du temps
D -	La moelle osseuse est de richesse diminuée la plupart du temps
E -	Dans 30% des cas, l'évolution se fait vers une leucémie aiguë lymphoïde/lymphoblastique
QCM 2	**Concernant l'hémogramme des SMD, quelles sont les propositions vraies ? (Jusqu'à 4 réponses)**
A -	Les PNN peuvent être dégranulés au frottis
B -	Les PNN sont hypergranulés au frottis
C -	Le noyau des PNN est hypersegmenté
D -	Le noyau des PNN est peu segmenté
E -	Des blastes circulants peuvent être retrouvés
F -	On peut observer une thrombocytose
QCM 3	**Concernant l'étiologie des SMD, quelles sont les propositions exactes ? (Jusqu'à 5 réponses)**
A -	Sont secondaires dans 85% des cas
B -	Les chimiothérapies peuvent être responsables de SMD
C -	Certains toxiques peuvent être à l'origine de SMD
D -	Peuvent être associés à des maladies à composante dysimmunitaire
E -	Peuvent être secondaires à certaines maladies hématologiques acquises (comme l'hémoglobinurie paroxystique nocturne)
QCM 4	**Comment peut être l'anémie d'un SMD isolé ? (Jusqu'à 5 réponses)**
A -	Anémie microcytaire hypochrome
B -	Anémie microcytaire normochrome
C -	Anémie régénérative
D -	Anémie normocytaire normochrome
E -	Anémie macrocytaire
F -	Anémie régénérative
QCM 5	**Concernant le myélogramme dans les SMD, quelles sont les propositions exactes ? (Jusqu'à 4 réponses)**
A -	N'est pas nécessaire au diagnostic
B -	Est indispensable au diagnostic
C -	La moelle est de richesse diminuée
D -	La moelle est de richesse normale ou augmentée
E -	Les blastes sont >20%
F -	La coloration de Perls est toujours positive
G -	On retrouve des anomalies morphologiques d'une ou plusieurs lignées
H -	Les blastes sont toujours entre 5 et 19%
QCM 6	**Quelles peuvent être les causes d'une insuffisance médullaire qualitative (cytopénie(s) périphérique(s) + moelle de richesse normale ou augmentée) ? (Jusqu'à 7 réponses)**
A -	La carence martiale
B -	La carence en B12 ou en folates
C -	L'infiltration médullaire
D -	Une aplasie médullaire
E -	Une insuffisance rénale chronique
F -	VIH
G -	L'alcool

QCM 7	**Que retrouve t-on dans le sang et la moelle d'une anémie réfractaire avec excès de blastes de type 1 (AREB1) ? (Jusqu'à 5 réponses)**

A - Présence de corps d'Auer
B - Monocytes >1G/L
C - Blastose circulante entre 5 et 9%
D - Blastose circulante entre 10 et 19%
E - Peut retrouver une thrombopénie associée à l'anémie
F - Peut retrouver une dysplasie des 3 lignées au myélogramme

QCM 8	**Que retrouve t-on dans le sang et la moelle d'un patient présentant une anémie réfractaire uni lignée ? (Jusqu'à 8 réponses)**

A - Anémie régénérative
B - Anémie normo ou macrocytaire
C - Blastose médullaire < 5%
D - Blastose médullaire entre 10 et 19%
E - Blastose circulante entre 5 et 9%
F - Sidéroblastes en couronne >15%
G - Dysmégacaryopoïèse
H - Dysérythropoïèse
I - Dysgranulopoïèse

QCM 9	**Pour un patient présentant un SMD à très faible risque, quelles solutions thérapeutiques peut-on envisager d'emblée ? (Jusqu'à 5 réponses)**

A - Transfusion sanguine
B - Chimiothérapie par agent hypométhylant
C - Greffe allogénique
D - Utilisation d'EPO recombinante
E - Transfusion plaquettaire si saignements

QCM 10	**Comment est le plus souvent révélé un SMD ? (1 réponse)**

A - Neutropénie
B - Leucopénie
C - Lymphopénie
D - Anémie microcytaire
E - Anémie macrocytaire
F - Anémie normocytaire
G - Thrombopénie

QCM 11	**Concernant le caryotype médullaire d'un SMD, quelles sont les propositions vraies ? (Jusqu'à 5 réponses)**

A - Il est toujours anormal
B - Est anormal dans 50% des cas
C - Est anormal dans 10% des cas
D - Montre souvent un chromosome en anneau
E - Montre souvent des translocations équilibrées
F - Montre souvent des délétions
G - Est indispensable pour la classification pronostique

QROC 1	**Que faut-il penser à doser chez un patient bénéficiant de nombreuses transfusions de culots globulaires ? Texte libre (1 à 3 mots)**
QROC 2	**Que retrouve t-on sur l'hémogramme d'une patiente atteinte d'un syndrome 5q- (au diagnostic) ? (4 mots)**
QROC 3	**Quel est le score pronostique le plus utilisé au cours des SMD ? Texte libre (1 à 3 mots)**
QROC 4	**Quels sont les 3 critères utilisés dans ce score pronostique ?**
QROC 5	**Quelles sont les 3 causes de décès liées à la myélodysplasie ?**
QROC 6	**Qu'évoquez vous face à une monocytose sanguine + dysplasie d'une ou plusieurs lignées et <20% de blastes au myélogramme ? (4 mots)**
QROC 7	**Qu'évoquez vous face à une anémie isolée + excès de sidérolastes (>15%) dans la moelle osseuse ? (3-4 mots)**

QROC 8	**Pourquoi certains SMD peuvent être à l'origine de difficulté de groupage sanguin ?** **(5 mots)**
QROC 9	**Quel produit peut permettre à plus de la moitié des patients présentant un SMD d'obtenir une indépendance transfusionnelle ?** **Texte libre (1 à 3 mots)**
QROC 10	**Pourquoi faut-il éviter les transfusions de concentrés plaquettaires chez les patients présentant un SMD ?** **(3 mots)**
QROC 11	**Quels sont les 3 objectifs possibles lors du traitement d'un SMD ?**
QROC 12	**Quand utiliser un traitement par chélateurs de fer pour prévenir le risque d'hémochromatose post-transfusionnelle ?** **Texte libre (1 à 3 mots)**
QROC 13	**Quel est le seul traitement potentiellement curateur de SMD ?** **(4 mots)**
QROC 14	**Quel traitement médicamenteux utilisé chez les patients avec un SMD à haut risque améliore la survie ?** **(2 mots)**

2 Corrigé

		V F	Cotation	Commentaires, conseils et coaching
QCM 1	A -	F	MZ	Blocage de maturation = Leucémie Aiguë Atteinte clonale et acquise caractérisée par une prolifération excessive et maturation anormale : • Aboutit à une apoptose excessive dans la moelle (l'hématopoïèse est inefficace) - Cytopénies périphériques SMD peuvent évoluer vers des LAMyéloblastiques (ou Myéloïdes)
	B -	V	3	
	C -	V	2	
	D -	F	-1	
	E -	F	MZ	
QCM 2	A -	V	2	Hémogramme du SMD : • Leucocytes normaux ou leucopénie, avec neutropénie - Peut exister une monocytose (cadre des SMD/SMP dont la LMMC avec monocytose >1G/L) • Plaquettes normales ou thrombopénie voire thrombocytose (dans le syndrome 5q-) Noyau des PNN est hypersegmenté dans les carences en vitamines B12 et B9
	B -	F	-1	
	C -	F	-1	
	D -	V	1	
	E -	V	1	
	F -	V	1	
QCM 3	A -	F	MZ	SMD sont primitifs dans 85-90% des cas : • Les facteurs impliqués dans le développement de SMD secondaires sont : - Chimiothérapies +++ (agents alkylants, inhibiteurs de topoisomérases II) - Toxiques - Irradiations - Maladies hématologiques acquises - Certaines maladies constitutionnelles (T21 par exemple) Aucun rôle étiologique prouvé mais association fréquente avec des maladies dysimmunitaires (vascularite, polyarthrite, polychondrite atrophiante)
	B -	V	1	
	C -	V	1	
	D -	V	2	
	E -	V	1	
QCM 4	A -	F	MZ	Anémie fréquente au cours des SMD • Centrale donc régénérative ? arégénérative - Normochrome, normocytaire ou macrocytaire Attention le bilan d'hémolyse peut être positif (car hémolyse intra médullaire du fait de l'apoptose excessive) • Donc bilan d'hémolyse positif ne signifie pas forcément anémie hémolytique Faire myélogramme++++++
	B -	F	MZ	
	C -	F	MZ	
	D -	V	1	
	E -	V	2	
	F -	V	2	
QCM 5	A -	F	MZ	SMD = Cytopénies périphériques contrastant avec une moelle de richesse normale ou augmentée / présence d'une dysplasie d'une ou plusieurs lignée • Dysérythropoïèse • Dysgranulopoïèse • Dysmégacaryopoïèse • Excès de blastes (entre 5 et 19%) dans un quart des cas **SMD = dysplasie uni ou multi lignée + blastes <20% dans la moelle** Blastes >20% = LA Coloration de Perls positive >15% des érythroblastes (= sidéroblastes)= Anémie réfractaire sidéroblastique (cas particulier de SMD)
	B -	V	2	
	C -	F	-2	
	D -	V	1	
	E -	F	MZ	
	F -	F	-1	
	G -	V	2	
	H -	F	-2	
QCM 6	A -	F	MZ	Diagnostics différentiels : • Savoir éliminer les causes de cytopénie (uni – bi ou pan) • Savoir éliminer les autres causes d'insuffisance médullaire qualitative (VIH, alcool, folates et B12, infiltrations médullaires…) DOSAGE DES FOLATES ET VITAMINEMIE B12 +++++
	B -	V	2	
	C -	V	1	
	D -	F	MZ	
	E -	F	-1	
	F -	V	1	
	G -	V	1	
QCM 7	A -	F	MZ	AREB 1 : • Cytopénies, <5% blastes circulants, pas de corps d'Auer • Dysplasie 1 à 3 lignées, blastose médullaire entre 5 et 9% AREB 2 = blastose médullaire entre 10 et 19% LAM = blastose médullaire >20%
	B -	F	-1	
	C -	F	-1	
	D -	F	-2	
	E -	V	2	
	F -	V	3	

QCM 8	A -	F	MZ	Anémie réfractaire uni lignée • Dysérythropoïèse donc anémie • Blastes médullaires <5% • Sidéroblastes <15% (sinon = anémie réfractaire sidéroblastique) Cytopénies réfractaire avec dysplasie multi lignées : • Cytopénies + dysplasie 2 ou 3 lignées Anémie réfractaire sidéroblastique : • Anémie + blastes médullaires <5% + sidéroblastes en couronne >15%
	B -	V	1	
	C -	V	2	
	D -	F	MZ	
	E -	F	MZ	
	F -	F	-1	
	G -	F	-1	
	H -	V	2	
	I -	F	-1	
QCM 9	A -	V	3	Patient à faible risque (d'évolution) • L'objectif est de corriger les cytopénies • Abstention thérapeutique possible si cytopénies bien tolérées et cinétiques faibles
	B -	F	-1	
	C -	F	-2	
	D -	V	1	
	E -	V	1	
QCM 10	A -	F	0	Anémie macrocytaire arégénérative
	B -	F	0	
	C -	F	0	
	D -	F	0	
	E -	V	5	
	F -	F	0	
	G -	F	0	
QCM 11	A -	F	MZ	Cytogénétique : • Réalisation caryotype (anormal dans 50% des SMD primitifs et 80% des SMD secondaires) - +++ délétions (chromosomes 5 et 7 +++) • Peut faire technique de FISH (recherche spécifiquement une anomalie)
	B -	V	2	
	C -	F	-1	
	D -	F	-1	
	E -	F	-1	
	F -	V	2	
	G -	V	1	
			55	**Total QCM**

	Réponses	Cotation	Commentaires, conseils et coaching
QROC 1	• Ferritinémie	5	Risque important d'hémochromatose post-transfusionnelle Utilisation de chélateurs de fer
QROC 2	• Anémie normo ou macrocytaire arégénérative • Thrombocytose	1 2 2	Myélogramme retrouve aspect particulier des mégacaryocytes Délétion du bras long (q-) du chromosome 5 sur le caryotype
QROC 3	• IPSS / IPSS – R (révisé en 2012)	5	Cf. question suivante
QROC 4	• Nombre de cytopénies périphériques • Pourcentage de blastes médullaires • Anomalies cytogénétiques	1 2 2	Permet de définir 5 groupes de pronostic différent (4 groupes pour l'IPSS)
QROC 5	• Insuffisance médullaire/aggravation des cytopénies • Hémochromatose post-transfusionnelle • LAM	1 2 2	Penser au dosage de la ferritinémie Surveillance régulière de la NFS

QROC 6	• Leucémie Myélomonocytaire Chronique (LMMC)	5	Fait partie du groupe des SMD/SMP Peut y avoir une splénomégalie • Type 1 si <10% blastes médullaires
QROC 7	• Anémie réfractaire sidéroblastique idiopathique	5	Coloration de Perls met en évidence le fer non lié à l'hémoglobine • Erythroblastes avec mitochondries surchargées en fer = sidéroblastes (en « couronne »)
QROC 8	• Perte d'antigènes de groupes sanguins	5	Dysérythropoïèse est à l'origine de cette perte lors de certains SMD
QROC 9	• EPO recombinante	5	Faire dosage EPO à chaque diagnostic de SMD pour connaître les patients qui trouveront un bénéfice à l'utilisation de l'EPO
QROC 10	• Eviter allo-immunisation	5	+++ si allogreffe envisagée Ne transfuser des CPA qu'en cas de saignements ou de gestes invasifs avec thrombopénie (<50G/L ou 100G/L pour gestes ophtalmologiques ou neurochirurgicaux)
QROC 11	• Rémission complète ou partielle • Amélioration de la qualité de vie • Correction des cytopénies	1 2 2	Fonction du traitement mis en place
QROC 12	• Ferritinémie >1000ng/ml (ou µg/L)	5	SMD = penser transfusions itératives = ferritinémie = hémochromatose post-transfusionnelle
QROC 13	• Allogreffe de cellules souches hématopoïétiques	5	SMD = pronostic IPSS (ou IPSS – R) • Patient jeune (<60ans) + donneur HLA + IPSS >1 - Allogreffe CSH possible
QROC 14	• Agents hypométhylants/déméthylants	5	Chimiothérapies classiques par anthracyclines et autres sont peu utilisées
		70	**Total QROC**

FICHE DE SYNTHESE : POINTS CLES UE POUR MIEUX REPONDRE AUX QUESTIONS ISOLEES ET AUX DOSSIERS CLINIQUES PROGRESSIFS	
Titres	**Eléments à cocher lors des QCM Mots clés des QROC**
ZEROS	**BILAN PRE TRANSFUSIONNEL** ANOMALIES MORPHOLOGIQUES FERRITINEMIE VITAMINE B12 ET FOLATES
Définition	Atteinte clonale et acquise de la cellule souche hématopoïétique qui prolifère de manière excessive et dont la différenciation et la maturation sont anormales • **Dysérythropoïèse, dysmégacaryopoïèse, dysgranulopoïèse** • **<20% blastes médullaires**
Etiologies	85% sont primitifs 15% secondaires à : • Chimiothérapies ++++++ (agents alkylants)
Clinique	Syndrome insuffisance médullaire +/- bien toléré • Syndrome anémique • Syndrome hémorragique • Syndrome infectieux Splénomégalie dans les SMD/SMP
Examens complémentaires	Hémogramme (**PNN dégranulés, noyau peu segmenté**) : • Mono-Bi-Pancytopénie (**anémie macrocytaire arégénérative +++)** / monocytose >1G/L = évoquer LMMC (cadre des SMD/SMP) / thrombocytose + anémie = évoquer syndrome 5q- Myélogramme : • Frottis avec anomalies morphologiques / coloration de Perls / **cytogénétique (caryotype +++++)** • <20% de blastes Diagnostic différentiel : **vitamine B12, folates**, sérologies VIH, VHC, VHB Pré thérapeutique : PRE TRANSFUSIONNEL, typage HLA, sérologies virales, ferritinémie, EPO
Traitement	Fonction score pronostique **(IPSS-R)** • Traitement symptomatique - De l'anémie : transfusions, EPO - Thrombopénie : éviter CPA sauf si saignement - Neutropénie : G-CSF non recommandé • Traitement spécifique - Chimiothérapie par agent hypométhylant - Allogreffe de CSH
Complications	Evolution vers LAM (30% des cas) **Hémochromatose post-transfusionnelle** Insuffisance médullaire complète
Score IPSS	Nombre de cytopénie(s) Caryotype Pourcentage de blastes médullaires

UE questions isolées Item 314

1 Enoncé

QCM 1	Parmi ces pathologies, lesquelles sont considérées comme des syndromes myéloprolifératifs (SMP) ? (Jusqu'à 5 réponses)
A -	La leucémie lymphoïde chronique
B -	La splénomégalie myéloïde
C -	La maladie de Waldenström
D -	La leucémie myéloïde chronique
E -	Le lymphome
F -	Le myélome multiple des os
G -	La maladie de Vaquez
H -	La thrombocytémie essentielle
QCM 2	**Quelles sont les hémopathies pouvant être à l'origine d'une hyperleucocytose avec myélémie ? (Jusqu'à 7 réponses)**
A -	Tabac
B -	Maladie de vaquez
C -	Infections sévères
D -	Sortie d'aplasie
E -	Myélofibrose primitive
F -	Thrombocytémie essentielle
G -	LMMC
H -	Leucémie Myéloïde chronique
I -	Hémolyses massives
QCM 3	**Quelles peuvent être les manifestations cliniques au cours des thrombocytémies essentielles ? (Jusqu'à 5 réponses)**
A -	Syndrome hémorragique avec saignement profond
B -	Syndrome hémorragique avec saignement cutanéomuqueux
C -	Thromboses veineuses
D -	Thromboses artérielles
E -	Erythromélalgie
F -	Splénomégalie
QCM 4	**Au cours d'une polyglobulie vraie, quelles sont les signes en faveur d'une maladie de Vaquez ? (Jusqu'à 7 réponses)**
A -	Splénomégalie
B -	Notion de polyglobulie familiale
C -	Prurit à l'eau
D -	Hypoxémie chronique
E -	Syndrome cérébelleux + signes d'HTIC
F -	Hyperleucocytose avec myélémie
G -	Erythrose faciale
H -	Thrombopénie
QCM 5	**Quelles sont les étiologies de fausses polyglobulies à rechercher ? (Jusqu'à 8 réponses)**
A -	Dopage par prise d'EPO
B -	Syndrome d'apnée du sommeil
C -	Thalassémies hétérozygotes
D -	Maladie de Vaquez
E -	Hémangioblastome du cervelet au cours d'un VHL
F -	Tumeurs rénales
G -	Fibromes utérins
H -	Hémoconcentration
I -	Surcharge pondérale
J -	Insuffisances respiratoire chronique

QCM 6	**Quelles sont les critères mineurs diagnostiques de la maladie de Vaquez ? (Jusqu'à 5 réponses)**

A - Mutation V617F de JAK2
B - EPO sérique basse
C - EPO sérique élevée
D - Pousse spontanée des progéniteurs érythroïdes
E - Hyperplasie des 3 lignées myéloïdes à la BOM
F - Augmentation de l'hémoglobine à l'hémogramme
G - Absence de pousse spontanée des progéniteurs érythroïdes

QCM 7	**Concernant la LMC, quelles sont les propositions vraies ? (Jusqu'à 6 réponses)**

A - Est presque toujours associée à une translocation t (15 ; 17)
B - Est presque toujours associée à une translocation t (8 ; 14)
C - Est presque toujours associée à une translocation t (9 ; 22)
D - Est presque toujours associée à une translocation t (8 ; 21)
E - Présente dans 50% des cas une mutation JAK2
F - Est un syndrome lymphoprolifératif prédominant sur la lignée érythrocytaire
G - Est un syndrome lymphoprolifératif prédominant sur la lignée mégacaryoplaquettaire
H - Est un syndrome lymphoprolifératif prédominant sur la lignée granuleuse
I - Présente plus de 20% de blastes au myélogramme
J - Au myélogramme la moelle est riche, et présente une hyperplasie de la lignée granuleuse avec blocage de maturation
K - En biologie moléculaire on retrouve un transcrit de fusion PML-RARα
L - En biologie moléculaire on retrouve un transcrit de fusion : bcr-abl

QCM 8	**Qu'ont en commun les polyglobulies vraies secondaires ? (Jusqu'à 5 réponses)**

A - Un volume globulaire totale <125%
B - Une absence de mutation JAK2
C - Une pousse spontanée des progéniteurs érythroïdes
D - Une EPO sérique basse
E - Une EPO sérique élevée
F - La disparition de la polyglobulie après le traitement de la cause

QCM 9	**La recherche de la mutation JAK 2 sur les polynucléaires ou plaquettes sanguines est positive dans plus de 30% des cas dans : (Jusqu'à 4 réponses)**

A - Une myélofibrose primitive
B - Un hémangioblastome du cervelet
C - Une tumeur hépatique secondaire à une cirrhose
D - Une thrombocytémie essentielle
E - Une leucémie myéloïde chronique
F - Une maladie de Vaquez
G - Une tumeur rénale

QCM 10	**Quelles peuvent être les causes de thrombocytose hormis la TE ? (Jusqu'à 6 réponses)**

A - Inflammation
B - Carence martiale
C - LMC
D - Maladie de Vaquez
E - Syndrome myélodysplasique
F - Splénectomie

QROC 1	**Quelle anomalie est presque toujours présente en cytogénétique dans les LMC ? Texte libre (1 à 3 mots)**
QROC 2	**Quelle anomalie est presque toujours présente en biologie moléculaire dans les LMC ? Texte libre (1 à 3 mots)**
QROC 3	**Que vous évoque la présence de dacryocytes sur le frottis sanguin ? Texte libre (1 à 3 mots)**
QROC 4	**Par la mesure isotopique du volume (ou masse) globulaire totale, quelle est la définition d'une polyglobulie vraie ? Texte libre (1 à 3 mots)**
QROC 5	**Quels sont les 2 examens majeurs à pratiquer pour éliminer une polyglobulie secondaire face à une polyglobulie vraie JAK 2 négative ?**
QROC 6	**Quelle thérapie ciblée peut-être utilisée dans les LMC ? Texte libre (1 à 3 mots)**

QROC 7	Que vous évoque : microcytose sans anémie + ferritinémie effondrée au cours d'une maladie de Vaquez ? Texte libre (1 à 3 mots)
QROC 8	Quelles sont les 2 complications à long terme communes aux SMP ?
QROC 9	Quel est le critère majeur d'efficacité du traitement de la maladie de Vaquez ? Texte libre (1 à 3 mots)
QROC 10	Quel est le principal but du traitement d'une maladie de Vaquez ? Texte libre (1 à 3 mots)
QROC 11	Quel paramètre de l'hémogramme confirme l'observance du traitement par hydroxyurée (HYDREA©) ? Texte libre (1 à 3 mots)
QROC 12	Quels sont les 2 contre-indications des saignées au cours d'une maladie de Vaquez ?
QROC 13	Quelles sont les 2 pathologies que vous évoquez face à une douleur de rythme inflammatoire du genou gauche chez un patient avec une polyglobulie de Vaquez non traitée ?
QROC 14	Quel type de signes recherchez-vous face à une polyglobulie ? (1 mot)
QROC 15	Quel examen est indispensable pour poser le diagnostic de myélofibrose ? Texte libre (1 à 3 mots)
QROC 16	Au cours d'une LMC non traitée, comment expliquer la discordance suivante : glycémie capillaire = 1g/L, glycémie veineuse = 0,5g/L (réalisées au même moment) ? (5-6mots)
QROC 17	Face à une polyglobulie vraie, quels sont les 2 signes cliniques en faveur d'un SMP (++ maladie de Vaquez) ?
QROC 18	Citez les 4 principales tumeurs à rechercher face à une polyglobulie vraie secondaire ?
QROC 19	Comment appelle t-on la douleur et congestion des extrémités possiblement rencontrées au cours d'une TE ? (1 mot)
QROC 20	Que vous évoque une anémie microcytaire hypochrome au cours d'une TE ? (6-7 mots)

2 Corrigé

<table>
<tr><th></th><th></th><th>V
F</th><th>Cota
tion</th><th>Commentaires, conseils et coaching</th></tr>
<tr><td rowspan="8">QCM 1</td><td>A -</td><td>F</td><td>MZ</td><td rowspan="8">Syndromes myéloprolifératifs :
• Maladie de Vaquez (lignée érythrocytaire)
• LMC (lignée neutrophile)
• TE (lignée mégacaryocytoplaquettaire)
• Myélofibrose primitive = splénomégalie myéloïde (=hyperproduction médullaire + fibrose médullaire)

Syndromes lymphoprolifératifs :
• Myélome multiple (plasmocytes)
• Waldenström (lymphoplasmocytes)
• LLC (Lymphocytes B matures avec CD5 aberrant)
• Lymphomes (lymphocytes)</td></tr>
<tr><td>B -</td><td>V</td><td>2</td></tr>
<tr><td>C -</td><td>F</td><td>MZ</td></tr>
<tr><td>D -</td><td>V</td><td>1</td></tr>
<tr><td>E -</td><td>F</td><td>MZ</td></tr>
<tr><td>F -</td><td>F</td><td>MZ</td></tr>
<tr><td>G -</td><td>V</td><td>1</td></tr>
<tr><td>H -</td><td>V</td><td>1</td></tr>
<tr><td rowspan="9">QCM 2</td><td>A -</td><td>F</td><td>MZ</td><td rowspan="9">Hémopathies responsables d'hyperleucocytose + myélémie :
• LMC (toutes les formes différenciées de la lignée granuleuse avec pyramide correcte (c.à.d. myéloblastes<promyélocytes<myélocytes<métamyélocytes<PNN), bcr-abl +, pourcentage de blastes est faible)
• Myélofibrose primitive (diagnostiquée par la BOM, anémie, dacryocytes, bcr-abl négatif, érythroblastes associés)
• Vaquez (polyglobulie vraie associée, bcr abl négatif)
• TE (thrombocytose associée, bcr abl négatif)
• LMMC (diagnostic au myélogramme, monocytose ++++)
• LAM avec différenciation (LAM 2+++ : pourcentage de blastes est élevé)

Causes d'hyperleucocytose avec myélémie sans hémopathie :
• Infections sévères, nécroses, inflammation, sortie d'aplasie (++), hémolyses massives</td></tr>
<tr><td>B -</td><td>V</td><td>1</td></tr>
<tr><td>C -</td><td>F</td><td>-1</td></tr>
<tr><td>D -</td><td>F</td><td>-1</td></tr>
<tr><td>E -</td><td>V</td><td>1</td></tr>
<tr><td>F -</td><td>V</td><td>1</td></tr>
<tr><td>G -</td><td>V</td><td>1</td></tr>
<tr><td>H -</td><td>V</td><td>1</td></tr>
<tr><td>I -</td><td>F</td><td>-1</td></tr>
<tr><td rowspan="6">QCM 3</td><td>A -</td><td>F</td><td>-2</td><td rowspan="6">TE = SMP prédominant sur la lignée plaquettaire = mutation JAK 2 dans 50% des cas
• Syndrome hémorragique cutanéomuqueux spontanée (du fait d'une THROMBOPATHIE associée) : +++ ulcère GD (anémie microcytaire hypochrome sur la NFS)
• Syndrome thrombotique : artérielle, veineuse, extrémités
• Les 2 syndromes sont possibles en même temps
• Splénomégalie (peut être présente dans tous les SMP)</td></tr>
<tr><td>B -</td><td>V</td><td>1</td></tr>
<tr><td>C -</td><td>V</td><td>1</td></tr>
<tr><td>D -</td><td>V</td><td>1</td></tr>
<tr><td>E -</td><td>V</td><td>1</td></tr>
<tr><td>F -</td><td>V</td><td>1</td></tr>
<tr><td rowspan="8">QCM 4</td><td>A -</td><td>V</td><td>2</td><td rowspan="8">Maladie de Vaquez =
• Polyglobulie vraie (Hte >60%, Hb>18,5g/dL chez l'homme, Hb>16,5g/dL chez la femme, Volume globulaire total >125%)
• Primitive = pas d'hypoxie, pas de tumeur
• Pas d'antécédent familial de polyglobulie

Toutes les polyglobulies présentent un syndrome d'hyperviscosité (érythrose faciale, vertiges, acouphènes, thromboses)
SMG + prurit à l'eau = en faveur d'un SMP
Thrombocytose, hyperleucocytose avec myélémie = en faveur d'un SMP

VAQUEZ = mutation JAK2 dans 95% des cas (V617F)</td></tr>
<tr><td>B -</td><td>F</td><td>-1</td></tr>
<tr><td>C -</td><td>V</td><td>2</td></tr>
<tr><td>D -</td><td>F</td><td>-1</td></tr>
<tr><td>E -</td><td>F</td><td>-2</td></tr>
<tr><td>F -</td><td>V</td><td>1</td></tr>
<tr><td>G -</td><td>F</td><td>-1</td></tr>
<tr><td>H -</td><td>F</td><td>-2</td></tr>
<tr><td rowspan="10">QCM 5</td><td>A -</td><td>F</td><td>-1</td><td rowspan="10">Polyglobulies vraies (VGT >125%, Hte >60%)
• Primitive =
- VAQUEZ ++++++
• Secondaires à =
- Tumeurs = rénales, hémangioblastome cervelet, hépatiques, fibromes utérins
- Hypoxie = insuffisance respiratoire chronique, SAS, cardiopathies cyanogènes, hémoglobines hyperaffines pour l'oxygène

Fausses polyglobulies :
• HEMOCONCENTRATION
• Thalassémie mineures
• Surcharge pondérale</td></tr>
<tr><td>B -</td><td>F</td><td>-1</td></tr>
<tr><td>C -</td><td>V</td><td>1</td></tr>
<tr><td>D -</td><td>F</td><td>MZ</td></tr>
<tr><td>E -</td><td>F</td><td>-1</td></tr>
<tr><td>F -</td><td>F</td><td>-1</td></tr>
<tr><td>G -</td><td>F</td><td>-1</td></tr>
<tr><td>H -</td><td>V</td><td>2</td></tr>
<tr><td>I -</td><td>V</td><td>1</td></tr>
<tr><td>J -</td><td>F</td><td>-1</td></tr>
</table>

QCM 6	A -	F	-2	Vaquez = 2 critères majeurs + 1 critère mineur soit augmentation de l'hémoglobine ou Hte ou VGT + 2 critères mineurs • Critères majeurs : - Augmentation Hb>18,5g/dL chez l'homme (16,5 chez la femme), Hte >60%, VGT >125% - Mutation JAK2 V617F (ou autre mutation JAK2) • Critères mineurs : - EPO sérique basse - Pousse spontanée des progéniteurs érythroïdes - Hyperplasie des 3 lignées à la BOM
	B -	V	2	
	C -	F	-2	
	D -	V	1	
	E -	V	2	
	F -	F	-1	
	G -	F	-1	
QCM 7	A -	F	-1	LMC = SMP prédominant sur la lignée granuleuse = t (9 ; 22) = bcr abl = hyperleucocytose avec myélémie bien répartie = moelle riche avec hyperplasie de la lignée granuleuse SANS blocage de maturation, blastes faibles = thérapies ciblées avec inhibiteur de tyrosine kinase (IMATINIB = GLIVEC©) • Risque de thromboses, complications de la splénomégalie, crises de goutte, acutisation en LA (Myéloïde++++++), risque de myélofibrose secondaire
	B -	F	-1	
	C -	V	2	
	D -	F	-1	
	E -	F	-1	
	F -	F	MZ	
	G -	F	MZ	
	H -	F	MZ	
	I -	F	-2	
	J -	F	-2	
	K -	F	-1	
	L -	V	3	
QCM 8	A -	F	MZ	Polyglobulie vraie = VGT >125% • Secondaire : - EPO sérique élevée, absence de mutation JAK 2, absence de pousse spontanée des progéniteurs érythroïdes, disparition de la polyglobulie après le traitement de la cause
	B -	V	2	
	C -	F	-1	
	D -	F	-2	
	E -	V	2	
	F -	V	1	
QCM 9	A -	V	2	JAK 2 mutée (+++V617F) : • Dans 50% des cas de TE • Dans 50% des cas de myélofibrose primitive • Dans 95% des cas de polyglobulie de Vaquez Jamais dans la LMC
	B -	F	MZ	
	C -	F	MZ	
	D -	V	1	
	E -	F	MZ	
	F -	V	1	
	G -	F	MZ	
QCM 10	A -	V	1	Thrombocytoses secondaires/ réactionnelles : • Carence martiale, inflammation, splénectomie, postopératoire Thrombocytoses primitives : • Autres SMP au début (LMC ou Vaquez +++) • SMD type syndrome 5q- (avec anémie)
	B -	V	1	
	C -	V	1	
	D -	V	1	
	E -	V	1	
	F -	V	1	
			50	**Total QCM**

	Réponses	Cotation	Commentaires, conseils et coaching
QROC 1	• Translocation (9 ; 22)	5	Visible sur le caryotype ou à rechercher par technique de FISH (si l'on pense que la translocation est masquée) =chromosome Philadelphie
QROC 2	• Transcrit du gène réarrangé • Bcr-abl (par PCR)	5	T (9 ; 22) • Gène hybride bcr-abl (avantage prolifératif des cellules) • Permet mis en place de traitements ciblés • Détection bcr-abl permettra de suivre la réponse aux traitements (maladie résiduelle)
QROC 3	• Myélofibrose / splénomégalie myéloïde • (primitive ou secondaire à un autre SMP)	5	GR en formes de larmes Myélofibrose • Splénomégalie, anémie, érythromyélémie, dacryocytes, bcr-abl négatif (dans myélofibrose primitive), JAK 2 muté dans 50% des cas

QROC 4	• Volume (ou masse) globulaire totale >125%	5	Non nécessaire si Hte >60% Etiologies de fausses polyglobulies : • Thalassémie hétérozygote • Hémoconcentration • Pléthorique (surcharge pondérale)
QROC 5	• Gaz du sang artériels • Echographie abdominale	3 2	GDS artériels = rechercher une hypoxie hyperoxémie Echographie abdominale = rechercher une tumeur rénale, hépatique, fibromes utérins
QROC 6	• Inhibiteur de tyrosine kinase • IMATINIB = GLIVEC©	5	Inhibiteur spécifique de l'activité tyrosine kinase de bcr-abl • Transformation du pronostic de cette maladie - Rémission hématologie, cytogénétique voire moléculaire parfois
QROC 7	• Carence martiale (sur hémorragie occulte)	5	Microcytose sans anémie + bilan martial perturbé au cours du VAQUEZ : • Carence martiale (sur hémorragies gastriques occultes, fréquentes au cours de la maladie de Vaquez) Microcytose + augmentation du nombre de GR (micropolycytémie) + Hb et Hte normales+ bilan martial normal = thalassémie hétérozygote (mineure)
QROC 8	• Myélofibrose secondaire • LAM	2 3	Myélofibrose = érythromyélémie + dacryocytes + anémie LAM = taux de blastes circulants est élevé, thrombopénie
QROC 9	• Hte <45%	5	Par saignées + myélosuppresseurs
QROC 10	• Prévention accidents thromboemboliques	5	Saignées + AAP (voire anticoagulation si ATCD de thromboses) + contrôle des FDRCV + myélosuppresseurs
QROC 11	• Macrocytose / VGM augmenté / VGM >100fL	5	Hydroxyurée = myélosuppresseur, permet une cytoréduction
QROC 12	• Hb<11g/dL / anémie • Thrombocytose (>800G/L)	2 3	Car saignées favorisent la thrombocytose et donc le risque de thromboses (si plaquettes >800G/L)
QROC 13	• Gonarthrite septique gauche • Gonarthrite microcristalline type goutte (avec cristaux d'urate de sodium) gauche	3 2	L'hyperplasie des lignées favorise l'hyperuricémie donc le risque de crises de goutte • Hypouricémiant, objectif uricémie <360µmol/L (60mg/L) ARTHRITE = Toujours éliminer une étiologie septique
QROC 14	• D'hyperviscosité	5	Signes d'hyperviscosité : • Présents dans toutes les polyglobulies vraies - Céphalées, vertiges, paresthésies, thromboses, érythrose faciale Présence de ces signes nécessite un traitement en urgence

QROC 15	• Biopsie Ostéo-Médullaire	5	Diagnostic histologique Myélofibrose = anémie + érythromyélémie + SMG +/-HMG = dacryocytose + absence de bcr abl (dans myélofibrose primitive) + JAK 2 muté dans 50% des cas
QROC 16	• Hypoglycémie de consommation par les leucocytes dans le tube	5	Peut expliquer aussi une hypoxémie (par consommation d'O2 par les leucocytes dans le tube) Fausse hyperkaliémie par relargage par les leucocytes dans le tube
QROC 17	• Splénomégalie • Prurit à l'eau	4 1	Présence de signes d'hyperviscosité dans toutes les polyglobulies vraies • Ces 2 signes évoquent une polyglobulie vraie PRIMITIVE (+++maladie de Vaquez)
QROC 18	• Tumeurs rénales (cancer +++) • Tumeurs hépatiques (++ cancer secondaire à une cirrhose) • Hémangioblastome du cervelet (dans le cadre des VHL) • Fibromes utérins	2 1 1 1	Faire échographie abdominale +++ EPO sérique élevée, absence de mutation JAK2
QROC 19	• Erythromélalgie	5	Secondaire à des microthromboses artérielles des extrémités Souvent unilatérale ou asymétrique
QROC 20	• Carence martiale secondaire à • Des hémorragies secondaires • A une thrombopathie	2 1 2	Hémorragies fréquentes au cours des TE (++ digestives, comme dans la maladie de Vaquez), du fait d'une thrombopathie très fréquemment associée
		100	**Total QROC**

FICHE DE SYNTHESE : POINTS CLES UE POUR MIEUX REPONDRE AUX QUESTIONS ISOLEES ET AUX DOSSIERS CLINIQUES PROGRESSIFS	
Titres	**Eléments à cocher lors des QCM** **Mots clés des QROC**
ZEROS	RECHERCHE **MUTATION JAK2** RECHERCHE TRANSCRIT **Bcr-abl** GDS artériels + ECHOGRAPHIE ABDOMINALE pour rechercher causes hypoxiques et tumorales de polyglobulie vraie **ONCO-Hémato** = ALD 100%, annonce, PPS, RCP, multidisciplinaire, inclusion protocole de recherche
Définition	Polyglobulie vraie : • Volume ou masse globulaire totale >125% du volume théorique (pas nécessaire si hématocrite>60%) SMP : Augmentation des lignées myéloïdes prédominant sur une lignée
Etiologies	TE : prédominance thrombocytose, bcr abl négatif, JAK 2 + dans 50% des cas, pas de syndrome inflammatoire, mégacaryocytes géants à noyau hypersegmenté **LMC** : prédominance d'une hyperleucocytose avec myélémie, **bcr abl positif, t (9 ; 22)** VAQUEZ : polyglobulie vraie primitive prédomine, bcr-abl négatif, JAK 2 + dans 95% des cas **Myélofibrose** (primitive ou secondaire) : **dacryocytose**, anémie, **érythromyélémie**, hyperleucocytose, SMG, bcr abl négatif (dans myélofibrose secondaire), JAK2 + dans 50% des cas
Clinique	**SMG + prurit à l'eau = spécifiques des SMP** Polyglobulie vraie = signes d'hyperviscosité • Céphalées, vertiges, thromboses, érythrose HMG possible dans la myélofibrose (ou splénomégalie myéloïde)
Examens complémentaires	Mutation V617F JAK 2 (ou autre mutation JAK 2) sur polynucléaires et/ou plaquettes sanguines (avec **CONSENTEMENT du patient**) Cytogénétique : t (9 ; 22) + biologie moléculaire : bcr-abl dans LMC +++++++ Hémogramme +++ Myélogramme BOM (indispensable pour faire le diagnostic de myélofibrose +++) Critères mineurs VAQUEZ : • EPO (basse), • Cultures progéniteurs érythroïdes (pousse spontanée) • Hyperplasie des 3 lignées à la BOM Polyglobulie vraie secondaire : • GDS artériels (cause hypoxique ?) • Echographie abdominale (cause tumorale ?)
Traitement	Contrôle **FDRCV + AAP** (voire anticoagulation si ATCD de thromboses) • Saignées (objectif Hte <45% dans Vaquez) • Myélosuppresseurs (hydroxyurée) Thérapies ciblées dans LMC : inhibiteur de tyrosine kinase (imatinib = GLIVEC©) Surveillance rapprochée de la NFS
Complications	Thromboses Hémorragies (TE +++, VAQUEZ ++) : rechercher microcytose Crises de goutte (car hyperuricémie) **A long terme :** • **Acutisation en LAM** • **Myélofibrose secondaire**

1 Enoncé

QCM 1	Quelle est la définition d'une hyperlymphocytose chez l'adulte ? (Jusqu'à 2 réponses)
A -	Leucocytes > 10G/L
B -	Leucocytes > 4G/L
C -	PNN > 10G/L
D -	PNN > 7,5G/L
E -	PNN > 4G/L
F -	Lymphocytes > 10G/L
G -	Lymphocytes > 7,5G/L
H -	Lymphocytes > 4G/L
I -	Leucocytes > 4000/mm3
J -	Leucocytes > 10.000/mm3
QCM 2	**Parmi ces pathologies, lesquelles appartiennent aux syndromes lymphoprolifératifs ? (Jusqu'à 5 réponses)**
A -	Myélome multiple
B -	Maladie de Vaquez
C -	Myélofibrose primitive
D -	Maladie de Waldenström
E -	Myélofibrose secondaire
F -	Thrombocytémie essentielle
G -	Leucémie lymphoïde chronique
H -	Leucémie myéloïde chronique
QCM 3	**Concernant la LLC, quelles sont les propositions exactes ? (1 réponse)**
A -	Est une prolifération lymphoïde monoclonale de lymphocytes B immaturés
B -	Est une prolifération lymphoïde monoclonale de lymphocytes T immatures
C -	Est une prolifération lymphoïde polyclonale de lymphocytes B matures
D -	Est une prolifération lymphoïde monoclonale de lymphocytes T matures
E -	Est une prolifération lymphoïde monoclonale de lymphocytes B matures
F -	Est une prolifération lymphoïde polyclonale de lymphocytes T matures
G -	Est une prolifération lymphoïde polyclonale de lymphocytes B immatures
H -	Est une prolifération lymphoïde polyclonale de lymphocytes T immatures
QCM 4	**Concernant la LLC, quelles sont les propositions vraies ? (Jusqu'à 4 réponses)**
A -	C'est la plus fréquente des leucémies de l'adulte
B -	Elle ne se rencontre jamais chez l'enfant
C -	La maladie est curable
D -	Une complication infectieuse est la circonstance de découverte la plus fréquente
E -	Le myélogramme permet d'affirmer la maladie
F -	La biopsie ostéo-médullaire permet d'affirmer la maladie
QCM 5	**Quels sont les 5 éléments inclus dans le score de Matutes ? (Jusqu'à 5 réponses)**
A -	CD20 (ou FMC7)
B -	CD4
C -	CD3
D -	CD5
E -	CD23
F -	Immunoglobuline de surface
G -	CD33a
H -	CD13
I -	CD79b
J -	CD8
K -	CD33b
L -	CD1

QCM 6	**Quelles sont les 4 complications les plus fréquentes dans l'évolution des LLC ? (4 réponses)**

A - La transformation en leucémie aiguë lymphoïde
B - La transformation en lymphome de bas grade de phénotype T
C - La transformation en lymphome de bas grade de phénotype B
D - La transformation en leucémie aiguë myéloïde
E - La transformation en lymphome de haut grade
F - L'insuffisance médullaire
G - Les complications neurologiques
H - Les complications cardiaques
I - Les complications auto-immunes
J - La transformation en maladie de Vaquez
K - Les complications infectieuses
L - La transformation en maladie de Waldenström

QCM 7	**Comment est défini le stade C de la classification de Binet ? (1 réponse)**

A - ≥ 3 aires ganglionnaires atteintes
B - > 3 aires ganglionnaires atteintes
C - Splénomégalie
D - Taux d'hémoglobine < 12g/dL et Plaquettes < 150G/L
E - Taux d'hémoglobine < 10g/L et/ou Plaquettes < 100G/L
F - Hépatomégalie
G - Taux d'hémoglobine < 10g/dL et/ou Plaquettes < 100.000/mm3
H - Taux d'hémoglobine < 10g/L et Plaquettes < 100G/L

QCM 8	**Patient présentant une LLC stade A de BINET, sensation de malaise, pâleur, subictère, avec l'hémogramme suivant : Hématies 2,5T/L, Hb 7g/dL, Réticulocytes 8% Plaquettes 160G/L, Leucocytes 30G/L (20% PNN, 2% monocytes 78% lymphocytes) Que constatez-vous et donc qu'évoquez vous en priorité ? (Jusqu'à 4 réponses)**

A - Une polynucléose neutrophile
B - Une hyperlymphocytose
C - Une infection bactérienne
D - Une thrombopénie
E - Une anémie arégénérative
F - Thrombopénie auto-immune
G - Une anémie régénérative
H - Une érythroblastopénie auto-immune
I - Une anémie hémolytique auto-immune
J - Une hyperleucocytose

QCM 9	**Quels sont les facteurs de mauvais pronostic d'une LLC ? (Jusqu'à 5 réponses)**

A - Stade A de la classification de BINET
B - Stade C de la classification de BINET
C - B2 microglobuline basse
D - B2 microglobuline élevée
E - Délétion du gène p53
F - Délétion 17p en cytogénétique
G - Temps de doublement rapide de la lymphocytose
H - Temps de doublement lent de la lymphocytose

QCM 10	**Qu'est ce qui vous évoque l'évolution vers un syndrome de Richter ? (Jusqu'à 6 réponses)**

A - Amaigrissement >10% du poids en 6 mois
B - Sueurs nocturnes profuses
C - Anémie régénérative
D - Hyperthermie qui cède sous antibiothérapie
E - Polyadénopathie symétrique
F - LDH sanguins diminués

QROC 1	Quel signe peut-on retrouver sur le frottis sanguin d'un patient présentant une LLC ? Texte libre (1 à 3 mots)
QROC 2	Quel examen biologique permet de calculer le score de Matutes ? (3-4 mots)
QROC 3	A partir de quelle valeur de ce score peut-on affirmer une LLC et éliminer les autres causes d'hyperlymphocytose ? Texte libre (1 à 3 mots)
QROC 4	Où est habituellement exprimé le CD5 ? Texte libre (1 à 3 mots)
QROC 5	Bien souvent, face à une hyperlymphocytose chronique de l'adulte, quels sont les diagnostics différentiels de la LLC (cadre nosologique) ? Texte libre (1 à 3 mots)
QROC 6	Quelle est le nom de la classification clinico-biologique de la LLC ? (1 mot)
QROC 7	Patiente de 75 ans, présentant une LLC avec Hb 12,5g/dL, Plaquettes 220G/L, 3 adénopathies axillaires gauches et 3 adénopathies axillaires droites, pas d'hépatosplénomégalie, pas d'adénopathie cervicales ni inguinale : quel stade de la classification ? (1 mot)
QROC 8	Quel traitement pour cette patiente en bon état général ? Texte libre (1 à 3 mots)
QROC 9	Quel est le seul vaccin contre-indiqué au cours d'une LLC ? Texte libre (1 à 3 mots)
QROC 10	Quel est le type de complication le plus fréquent au cours d'une LLC ? Texte libre (1 à 3 mots)
QROC 11	Que suspectez-vous face à l'apparition rapide/brutale d'une anémie avec réticulocytes effondrés chez un patient présentant une LLC ? (3 mots)
QROC 12	Comment s'appelle l'association d'une anémie hémolytique auto-immune et d'une thrombopénie auto-immune ? Texte libre (1 à 3 mots)
QROC 13	Après le diagnostic de LLC, 2 examens biologiques sont nécessaires, lesquels ?
QROC 14	Quel est le nom du syndrome évoquant la transformation de la LLC en lymphome de haut grade ? (1 mot)
QROC 15	Qu'évoquez-vous face à un patient avec une LLC qui présente une hyperferritinémie, une hypertriglycéridémie, une pancytopénie persistante, une CIVD biologique, une fièvre résistante aux antibiotiques, une HSMG, une cytolyse hépatique ? (3 mots)
QROC 16	Quels sont les 2 examens nécessaires au diagnostic d'une LLC ?

2 Corrigé

		V F	Cotation	Commentaires, conseils et coaching
QCM 1	A -	F	MZ	Hyperlymphocytose de l'adulte si lymphocytes > 4G/L ou > 4000/mm3 1ère étiologie = SLP = LLC +++
	B -	F	MZ	
	C -	F	MZ	
	D -	F	MZ	
	E -	F	MZ	
	F -	F	MZ	
	G -	F	MZ	
	H -	V	5	
	I -	F	MZ	
	J -	F	MZ	
QCM 2	A -	V	2	Savoir distinguer SLP et SMP
	B -	F	MZ	
	C -	F	MZ	
	D -	V	2	
	E -	F	MZ	
	F -	F	MZ	
	G -	V	1	
	H -	F	MZ	
QCM 3	A -	F	MZ	LLC = hyperlymphocytose chronique de l'adulte = prolifération myélosanguine lymphoïde monoclonale de lymphocytes B matures avec marqueur CD5 aberrant
	B -	F	MZ	
	C -	F	MZ	
	D -	F	MZ	
	E -	V	5	
	F -	F	MZ	
	G -	F	MZ	
	H -	F	MZ	
QCM 4	A -	V	3	LLC = leucémie la plus fréquente de l'adulte • Découverte +++ secondaire à la réalisation d'un hémogramme effectué pour d'autres raisons • Confirmation du diagnostic par immunophénotypage • MG et BOM n'ont pas d'intérêt pour affirmer la maladie
	B -	V	2	
	C -	F	-1	
	D -	F	-1	
	E -	F	-2	
	F -	F	-2	
QCM 5	A -	V	1	Hyperlymphocytose de l'adulte : • Faire immunophénotypage - Réalisé par cytométrie de flux (recherche expression des antigènes à la surface des lymphocytes) - Score de Matutes (5 antigènes : CD5, CD23, CD20 (ou FMC7), CD79b, Immunoglobuline de surface) × Matutes = 5 si CD5+, CD23+, CD20/FMC7 négatif, CD79b faiblement exprimé, Ig de surface faiblement exprimée (+monotypie) × Matutes = 4 ou 5 = affirme le diagnostic de LLC
	B -	F	-1	
	C -	F	-1	
	D -	V	1	
	E -	V	1	
	F -	V	1	
	G -	F	-1	
	H -	F	-1	
	I -	V	1	
	J -	F	-1	
	K -	F	-1	
	L -	F	-1	
QCM 6	A -	F	-1	Complications infectieuses ++++ • Germes encapsulés : Pneumocoque +++ - Vaccination +++++++ Dysimmunitaire • AHAI, Thrombopénie auto-immune, érythroblastopénie auto-immune Insuffisance médullaire Transformation en lymphome de haut grade (syndrome de Richter)
	B -	F	-1	
	C -	F	-1	
	D -	F	-1	
	E -	V	2	
	F -	V	1	
	G -	F	MZ	
	H -	F	MZ	
	I -	V	1	
	J -	F	MZ	
	K -	V	1	
	L -	F	MZ	

QCM 7	A -	F	MZ	Binet C si Hb < 10g/dL ou < 100g/L et/ou Plaquettes < 100G/L ou < 100.000/mm3
	B -	F	MZ	
	C -	F	MZ	
	D -	F	MZ	
	E -	F	MZ	
	F -	F	MZ	
	G -	V	5	
	H -	F	MZ	
QCM 8	A -	F	MZ	Réticulocytes = 8% de 2,5T/L = 8% de 2500G/L = 200G/L • Anémie régénérative, dans le cadre d'une LLC : - Evoquez en priorité une anémie hémolytique auto-immune
	B -	V	1	
	C -	F	MZ	
	D -	F	MZ	
	E -	F	MZ	
	F -	F	MZ	
	G -	V	2	
	H -	F	MZ	
	I -	V	1	
	J -	V	1	
QCM 9	A -	F	MZ	B2 microglobuline sérique ininterprétable si insuffisance rénale (car sera toujours augmentée) Gène p53 = gène suppresseur de tumeur ++++ part importante de la cytogénétique dans les marqueurs pronostiques des hémopathies
	B -	V	1	
	C -	F	MZ	
	D -	V	1	
	E -	V	1	
	F -	V	1	
	G -	V	1	
	H -	F	MZ	
QCM 10	A -	V	3	Evolution/transformation vers un LNH de haut grade à évoquer si : • Signes B (hyperthermie persistante >3 semaines, sueurs profuses, amaigrissement >10%poids en 6mois), ASYMETRIE du syndrome tumoral, augmentation des LDH
	B -	V	2	
	C -	F	-1	
	D -	F	-2	
	E -	F	-2	
	F -	F	MZ	
			50	**Total QCM**

	Réponses	Cotation	Commentaires, conseils et coaching
QROC 1	• Ombres de Gumprecht	5	Petits lymphocytes matures fragiles • Eclatent lors de l'étalement du frottis - Ombre de Gumprecht
QROC 2	• Immunophénotypage • Des lymphocytes circulants	2 3	Réalisé par cytométrie de flux (recherche expression de divers antigènes à la surface des lymphocytes sanguins)
QROC 3	• >3 ou • ≥ 4	5 Ou 5	Score de Matutes >3 ou ≥4 = LLC
QROC 4	• Surface des lymphocytes T	5	Habituellement • Mais exprimé de manière aberrante sur les lymphocytes B matures de la LLC
QROC 5	• Autres syndromes lymphoprolifératifs / LNH type B / LNH bas grade/ autre lymphoprolifération B (plus rarement une lymphoprolifération T)	5	L'examen morphologique sur le frottis sanguin + l'immunophénotypage des lymphocytes circulants permettront d'éliminer ces diagnostics

QROC 6	• BINET	5	3 stades : A, B et C Stade A de BINET = Abstention thérapeutique = <3 aires ganglionnaires atteintes + Hb>10g/dL + Plaquettes >100G/L
QROC 7	• Stade A	5	Adénopathies axillaires droites et gauches (peu importe le nombre) = 1 seule aire atteinte (l'aire axillaire) + Hb >10g/dL + Plaquettes >100G/L
QROC 8	• Abstention thérapeutique	5	LLC stade A de Binet = Abstention thérapeutique
QROC 9	• Fièvre jaune	5	Secondaire au virus amaril • Vaccin vivant atténué contre-indiqué chez tous les patients immunodéprimés
QROC 10	• Infections	5	Prolifération monoclonale myélosanguine : • Neutropénie (insuffisance médullaire), hypogammaglobulinémie (diminution de la population B hétérogène normale), traitements • Infections +++ bactériennes (germes encapsulés+++++) & virales (zona + herpès)
QROC 11	• Erythroblastopénie auto-immune (Anémie hémolytique auto-immune = MZ)	5	Plus rare qu'une AHAI (où les réticulocytes sont augmentés) Atteinte auto-immune centrale Lignée rouge décimée
QROC 12	• Syndrome d'Evans	5	Association à connaître Si chez femme jeune = lupus systémique+++ Si patient âgé avec hyperlymphocytose = LLC
QROC 13	• Electrophorèse des protéines sériques • Test de Coombs direct	3 2	EPS peut être : • Normale (++++++ au diagnostic) ou • Avec hypogammaglobulinémie (+++++ après quelques années) et/ou • Aspect monoclonal, restriction d'hétérogénéité (++ IgM à l'immunofluorescence) Test de Coombs direct : • Recherche d'anticorps anti-érythrocytes
QROC 14	• Richter	5	A toujours évoquer chez un patient avec une LLC qui présente : • Altération de l'état général, fièvre évolutive, amaigrissement, sueurs nocturnes
QROC 15	• Syndrome d'activation macrophagique	5	Hémopathies pourvoyeuses de SAM • Clinique pauvre, aspécifique : HSMG, fièvre • Biologie : Pancytopénie, hyperferritinémie +++, hyperTG +++, hypofibrinogénémie (ne pas connaître en détails mais avoir des notions d'un SAM)
QROC 16	• Hémogramme / NFS / frottis sanguin • Immunophénotypage lymphocytes circulants	2.5 2.5	NFS-frottis : hyperlymphocytose avec petits lymphocytes matures Immunophénotypage de ces lymphocytes circulants confirme le diagnostic avec le score de Matutes
		80	**Total QROC**

FICHE DE SYNTHESE : POINTS CLES UE POUR MIEUX REPONDRE AUX QUESTIONS ISOLEES ET AUX DOSSIERS CLINIQUES PROGRESSIFS	
Titres	**Eléments à cocher lors des QCM Mots clés des QROC**
ZEROS	**IMMUNOPHENOTYPAGE DES LYMPHOCYTES CIRCULANTS** PROPHYLAXIES ANTI-INFECTIEUSE (vaccinations et prophylaxie médicamenteuse) SCORE DE MATUTES ABSTENTION THERAPEUTIQUE SI STADE A BILAN PRE-TRANSFUSIONNEL **ONCO-Hémato** = ALD 100%, annonce, PPS, RCP, multidisciplinaire, inclusion protocole de recherche
Définition	Prolifération clonale, myélosanguine, lymphocytes B matures avec CD5 aberrant Progression lente, maladie incurable **Score Matutes ≥ 4** Hyperlymphocytose persistante +++ (>5000 lymphocytes/mm3 pendant 3mois)
Etiologies	Pas de facteur de risque identifié
Clinique	Découverte fortuite sur NFS +++ Syndrome tumoral (polyadénopathie, SMG) : faire **schéma daté-signé** Infections révélatrices
Examens complémentaires	Hémogramme et immunophénotypage des lymphocytes circulants nécessaires au diagnostic Immunophénotypage (=cytométrie en flux) affirme le diagnostic (Matutes ≥ 4) Bilan pré-transfusionnel Electrophorèse des protéines sériques + test de Coombs direct **Bilan d'hémolyse (RETICULOCYTES+++) si on suspecte AHAI** Pré-thérapeutique : Scan CTAP, sérologies virales, caryotype, bilan hépatique, fonction rénale, fonction cardiaque
Traitement	**MALADIE INCURABLE** **Stade A :** • **Abstention thérapeutique** Stade B et C : • Objectifs = augmenter la survie chez le sujet jeune / contrôler la maladie et respecter la qualité de vie chez la personne âgée et/ou avec co-morbidité(s) - Agents alkylants, analogue purine et anticorps monoclonal
Complications	**Infectieuses :** • Bactériennes (pneumocoque) & virales Auto-immunes (AHAI, Thrombopénie auto-immune, érythroblastopénie auto-immune) Insuffisance médullaire Lymphome de haut grade **(= syndrome de Richter)**
Classification BINET	Stade C si : • Hb <10g/dL et/ou Plaquettes <100G/L (peu importe le nombre d'aire ganglionnaire atteinte) Stade A si : • <3 aires ganglionnaires atteintes (**adénopathies axillaires droites et gauches = 1 seule aire ganglionnaire atteinte**) et Hb >10g/dL et Plaquettes >100G/L Stade B si : • ≥3 aires ganglionnaires atteintes et Hb >10g/dL et Plaquettes >100G/L

UE questions isolées — Item 316

1 Enoncé

QCM 1	**Quelles sont les caractéristiques d'une adénopathie qui font suspecter un lymphome ? (Jusqu'à 6 réponses)**
A -	<1cm
B -	>2cm
C -	Inflammatoire
D -	Adhérente aux plans superficiels et profonds
E -	Satellite d'une porte d'entrée infectieuse
F -	Persistante > 1mois
G -	Accompagnée d'une splénomégalie
H -	Ferme

QCM 2	**Quels sont les éléments cliniques suivants qui s'intègrent dans le syndrome cave supérieur ? (Jusqu'à 5 réponses)**
A -	Circulation veineuse collatérale abdominale
B -	Œdème en pèlerine
C -	Œdème des membres inférieurs
D -	Turgescence jugulaire
E -	Céphalées
F -	Angiome stellaire
G -	Cyanose du visage
H -	Paralysie faciale droite
I -	Paralysie faciale gauche
J -	Crépitants bilatéraux des bases

QCM 3	**Concernant le diagnostic de lymphome, quelles sont les propositions vraies ? (Jusqu'à 3 réponses)**
A -	C'est un diagnostic cytologique
B -	Si on a le choix, mieux vaut biopsier une adénopathie inguinale
C -	Le ganglion prélevé est envoyé fixé
D -	Sur le ganglion prélevé, on ne réalisera qu'une analyse morphologique
E -	Si la ponction ganglionnaire à l'aiguille fine est normale alors on peut écarter le diagnostic de lymphome
F -	Une biopsie exérèse ganglionnaire peut aussi permettre de faire une analyse bactériologique

QCM 4	**Concernant « l'anapath » des lymphomes diffus à grandes cellules B, quelles sont les propositions vraies ? (Jusqu'à 3 réponses)**
A -	On observe une architecture ganglionnaire normale
B -	On observe une destruction de l'architecture ganglionnaire
C -	On observe une architecture folliculaire
D -	On observe beaucoup de petits lymphocytes (centrocytes)
E -	Les cellules lymphomateuses ont une grande taille pour la plupart (centroblastes)
F -	On retrouve une translocation t (8 ; 14)
G -	On retrouve une translocation t (11 ; 14)
H -	On retrouve une translocation t (14 ; 18)

QCM 5	**Concernant « l'anapath » des lymphomes folliculaires, quelles sont les propositions vraies ? (Jusqu'à 3 réponses)**
A -	On observe une architecture ganglionnaire normale
B -	On observe une destruction de l'architecture ganglionnaire
C -	On observe une architecture folliculaire
D -	On observe beaucoup de petits lymphocytes (centrocytes)
E -	Les cellules lymphomateuses ont une grande taille pour la plupart (centroblastes)
F -	On retrouve une translocation t (8 ; 14)
G -	On retrouve une translocation t (11 ; 14)
H -	On retrouve une translocation t (14 ; 18)

QCM 6	**Concernant le score pronostique des lymphomes folliculaires, quelles sont les propositions vraies ? (Jusqu'à 8 réponses)**

A - C'est le score IPI
B - C'est le score FLIPI
C - L'âge > 60 ans compte pour 1 facteur
D - Un stade clinique III ou IV compte pour 1 facteur
E - Une atteinte d'au moins 2 signes extra-nodaux compte pour 1 facteur
F - Une atteinte nodale > 4 compte pour 1 facteur
G - Un taux de LDH > normale compte pour 1 facteur
H - Une hémoglobine < 12g/dL compte pour 1 facteur
I - Un score OMS ≥ 2 compte pour 1 facteur

QCM 7	**Concernant le score pronostique des lymphomes agressifs, quelles sont les propositions exactes ? (Jusqu'à 8 réponses)**

A - C'est le score IPI
B - C'est le score FLIPI
C - L'âge > 60 ans compte pour 1 facteur
D - Un stade clinique III ou IV compte pour 1 facteur
E - Une atteinte d'au moins 2 signes extra-nodaux compte pour 1 facteur
F - Une atteinte nodale > 4 compte pour 1 facteur
G - Un taux de LDH > normale compte pour 1 facteur
H - Une hémoglobine < 12g/dL compte pour 1 facteur
I - Un score OMS ≥ 2 compte pour 1 facteur

QCM 8	**Quels sont les signes B, généraux, d'évolutivité d'un lymphome ? (Jusqu'à 5 réponses)**

A - Polyadénopathie asymétrique
B - Polyadénopathie symétrique
C - Fièvre > 38°C persistante
D - Prurit
E - Sueurs nocturnes profuses
F - Amaigrissement (-10kgs en 1 mois)
G - Amaigrissement (- 10kgs en 6mois)
H - Amaigrissement (de plus de 10% poids corporel en 6 mois)

QCM 9	**Quels sont, parmi les éléments suivants, ceux qui sont toujours réalisés pour effectuer le bilan d'extension d'un lymphome ? (Jusqu'à 5 réponses)**

A - Ponction lombaire
B - IRM cervico-thoraco-abdomino-pelvien
C - Scanner cervico-thoraco-abdomino-pelvien non injecté
D - Scanner thoraco-abdomino-pelvien avec injection de produit de contraste iodé (si pas de CI)
E - Scanner cervico-thoraco-abdomino-pelvien avec injection de produit de contraste iodé (si pas de CI)
F - TEP Scanner au fluorodéoxyglucose
G - Une biopsie ostéo-médullaire

QCM 10	**De manière fréquente, comment peut être l'hémogramme lors du diagnostic de lymphome ? (Jusqu'à 6 réponses)**

A - Normal
B - Avec anémie régénérative
C - Hyperlymphocytose
D - Polynucléose neutrophile
E - Hyperéosinophilie
F - Anémie macrocytaire
G - Anémie microcytaire
H - Lymphopénie

QCM 11	**Concernant un lymphome stade III A b, quelles sont les propositions vraies ? (Jusqu'à 5 réponses)**

A - Un seul territoire ganglionnaire est atteint
B - Il existe une atteinte médullaire
C - Il n'y a aucun signe B
D - Il n'y a qu'un signe B
E - Il existe une atteinte du foie
F - Il existe une atteinte pulmonaire
G - Il existe une atteinte ganglionnaire sus et sous diaphragmatique
H - Il n'y a pas de syndrome inflammatoire
I - Il existe un syndrome inflammatoire
J - Il existe une atteinte splénique

QROC 1	En étant schématique, quels sont les 2 grands types de lymphome ?
QROC 2	Quelles sont les 3 urgences révélatrices d'un lymphome ?
QROC 3	Quel est le lymphome le plus fréquent ? (7-8 mots)
QROC 4	Quel est le nom des cellules typiques rencontrées dans les lymphomes hodgkiniens ? Texte libre (1 à 3 mots)
QROC 5	Hormis les infections, citez un facteur de risque de lymphome. Texte libre (1 à 3 mots)
QROC 6	Hormis le VIH, le VHC, l'EBV, citez 1 virus + 1 bactérie correspondants à des facteurs de risque de lymphome ?
QROC 7	Qu'est ce qu'une masse ganglionnaire Bulky ? Texte libre (1 à 3 mots)
QROC 8	Quelle est le nom de la classification anatomo-clinique pour les lymphomes ? Texte libre (1 à 3 mots)
QROC 9	Quel est le stade de classification d'un lymphome découvert face à une hyperlymphocytose chronique (avec Matutes < 4) ? Texte libre (1 à 3 mots)
QROC 10	Que signifie le « E » dans un lymphome stade IV B E ? (6-7mots)
QROC 11	Quel est le rôle du gène Bcl 2 ? Texte libre (1 à 3 mots)
QROC 12	Dans quel lymphome retrouve t-on la translocation t (8 ; 14) ? Texte libre (1 à 3 mots)
QROC 13	Dans quel lymphome retrouve t-on la translocation t (14 ; 18) ? Texte libre (1 à 3 mots)
QROC 14	Quels sont les 2 examens biologiques permettant d'évaluer l'évolutivité, la masse tumorale d'un lymphome ?
QROC 15	Quel traitement peut modifier l'aspect histologique et radiologique d'un lymphome ? Texte libre (1 à 3 mots)
QROC 16	Que vous évoque l'association bradycardie + constipation + frilosité chez un patient ayant comme unique antécédent un lymphome hodgkinien de localisation médiastinale en rémission depuis 5 ans ? (3 mots)
QROC 17	Sur quoi repose le traitement des LNH B les plus fréquents ? (2 mots)

2 Corrigé

		V F	Cotation	Commentaires, conseils et coaching
QCM 1	A -	F	MZ	1 adénopathie : • Palpation des autres aires ganglionnaires + foie + rate + inspection amygdales - Origine infectieuse, tumorale ou lymphome lors d'une adénopathie isolée (inspecter la zone de drainage) Aucune caractéristique de l'adénopathie ne permet d'affirmer sa nature bénigne Adénopathie froide, persistante = faire biopsie-exérèse avec étude anapath
	B -	V	1	
	C -	F	-1	
	D -	F	-1	
	E -	F	-1	
	F -	V	1	
	G -	V	2	
	H -	V	1	
QCM 2	A -	F	MZ	Séméiologie de base ++++ Syndrome cave supérieur = compression veine cave supérieure = gêne au retour veineux • Céphalées • Œdème en pèlerine (avec comblement des creux sus et sous claviculaires) ± œdème d'un ou des membres supérieurs • Turgescence jugulaire • Développement d'un réseau veineux collatéral au niveau thoracique = Masse médiastinale (4T = Thymique, Tératome, Tumeurs germinales, Terrible lymphome) Gêne au retour veineux peut être démasqué par la manœuvre de PEMBERTON = surélévation des bras et apparition d'un visage rouge cramoisi
	B -	V	1	
	C -	F	MZ	
	D -	V	1	
	E -	V	2	
	F -	F	MZ	
	G -	V	1	
	H -	F	MZ	
	I -	F	MZ	
	J -	F	MZ	
QCM 3	A -	F	MZ	Lymphome = diagnostic histologique = faire biopsie exérèse ganglionnaire (à envoyer non fixé au laboratoire) • Analyse histologique/morphologique + • Immunophénotypage • Cytogénétique (caryotype+++) • Biologie moléculaire (recherche les transcrits de fusions équivalents aux translocations)
	B -	F	MZ	
	C -	F	-1	
	D -	F	-2	
	E -	F	MZ	
	F -	V	5	
QCM 4	A -	F	MZ	Lymphome diffus à grandes cellules B= lymphome agressif (AEG, adénopathies de taille moyenne, signe d'évolutivité) = lymphome le plus fréquent = prolifération de grandes cellules B (centroblastes) = curable = pronostic fonction du score IPI (ou IPIaa = IPI ajusté à l'âge)
	B -	V	2	
	C -	F	-1	
	D -	F	-1	
	E -	V	3	
	F -	F	-1	
	G -	F	-1	
	H -	F	-1	
QCM 5	A -	F	MZ	Lymphome folliculaire = lymphome indolent (pas d'AEG, polyadénopathie de petite taille, pas de signe d'évolutivité) = phénotype B toujours (chromosome 14 = promoteur chaîne lourde d'Ig) = translocation t (14 ; 18) = 2ème lymphome le plus fréquent = score pronostic FLIPI = incurable
	B -	F	0	
	C -	V	1	
	D -	V	1	
	E -	F	-1	
	F -	F	-1	
	G -	F	-1	
	H -	V	3	
QCM 6	A -	F	-2	FLIPI = Follicular lymphoma international prognostic index (FLIPI 2 existe) Age / ANN ARBOR / LDH / atteintes nodales / taux d'Hb
	B -	V	1	
	C -	V	1	
	D -	V	1	
	E -	F	-2	
	F -	V	3	
	G -	V	1	
	H -	V	3	
	I -	F	-2	

QCM 7	A -	V	1	Existe IPI ajusté à l'âge (IPIaa) Age / ANN ARBOR / LDH / OMS / extra-nodales
	B -	F	-1	
	C -	V	1	
	D -	V	1	
	E -	V	3	
	F -	F	-1	
	G -	V	1	
	H -	F	-1	
	I -	V	3	
QCM 8	A -	F	-1	Signes B = signe d'évolutivité = ++ dans lymphome agressif (haut grade) Si présence de l'un de ces 3 signes alors on complète le stade ANN ARBOR par la lettre B Si absence de ces 3 signes alors lettre A Lettre b si syndrome inflammatoire sinon lettre a
	B -	F	-1	
	C -	V	1	
	D -	F	-1	
	E -	V	2	
	F -	F	-1	
	G -	F	-1	
	H -	V	2	
QCM 9	A -	F	-1	BOM = envahissement médullaire ? si oui alors stade IV Scanner CTAP injecté si pas de CI (si CI alors IRM) TEP +++ pour évaluation de la réponse & bilan d'extension de certains lymphomes PL dans lymphomes agressifs et lymphomes avec localisation cérébrale, testiculaire ou ORL
	B -	F	-1	
	C -	F	MZ	
	D -	F	-1	
	E -	V	2	
	F -	F	-1	
	G -	V	3	
QCM 10	A -	V	1	Cellules lymphomateuses rarement retrouvées dans le sang (sinon = stade IV) sinon hyperlymphocytose et faire immunophénotypage des lymphocytes circulants (pour éliminer une LLC –beaucoup plus fréquent-) Fréquemment : • Hémogramme peut être normal • Anémie inflammatoire et/ou polynucléose neutrophile et/ou lymphopénie
	B -	F	-1	
	C -	F	-1	
	D -	V	1	
	E -	F	-1	
	F -	F	-1	
	G -	V	1	
	H -	V	2	
QCM 11	A -	F	MZ	Stade I = un seul territoire ganglionnaire atteint Stade IV = dès qu'il existe une atteinte viscérale et/ou médullaire Stade III = atteinte ganglionnaire de part et d'autre du diaphragme Stade II = au moins deux atteintes ganglionnaires mais du même côté du diaphragme Lettre B si au moins 1 des signes généraux Lettre b si existence d'un syndrome inflammatoire biologique
	B -	F	MZ	
	C -	V	1	
	D -	F	-1	
	E -	F	-1	
	F -	F	-1	
	G -	V	3	
	H -	F	-1	
	I -	V	1	
	J -	F	-1	
			65	**Total QCM**

	Réponses	Cotation	Commentaires, conseils et coaching
QROC 1	• Lymphome Hodgkinien • Lymphome non Hodgkinien	2.5 2.5	Possible aussi de distinguer lymphome indolent (bas grade) et lymphome agressif (haut grade) (qui ont une présentation clinique différente)
QROC 2	• Syndrome cave supérieur • Masse abdominale d'évolution rapide (enfant +++ ; BURKITT) • Compression médullaire	2 1 2	Toujours rechercher une des ces urgences face à une/des adénopathie(s) Masse médiastinale = rechercher un syndrome cave supérieur
QROC 3	• Lymphome non hodgkinien diffus à grandes cellules B	5	Lymphome = 5ème cancer en France Diffus = 30 à 40% des lymphomes = lymphome agressif 2ème plus fréquent = lymphome folliculaire (lymphome indolent)

QROC 4	• Sternberg (Reed – Sternberg)	5	Cellule lymphomateuse pathognomonique d'un lymphome de Hodgkin
QROC 5	• Immunodépression chronique (ou toxique ou antécédent de chimiothérapie)	5	+++ greffés
QROC 6	• HTLV 1 (ou HHV8) • Helicobacter pylori	2 3	VIH = LNH agressif HHV8 = lymphome des séreuses (patients VIH++++) EBV = lymphome des ID ou lymphome de Burkitt endémique HTLV1 = lymphome T VHC = lymphome zone marginale Helicobacter pylori = lymphome gastrique (associé aux muqueuses)
QROC 7	• Reflet masse tumorale • Masse médiastinale >10cm ou • Index médiastino-thoracique >0,35	5ou 5ou 5	++++ pour LH Facteur pronostique
QROC 8	• ANN ARBOR	5	4 stades Facteur pronostique
QROC 9	• ANN ARBOR IV	5	Hyperlymphocytose = dissémination sanguine du lymphome = atteinte médullaire = stade IV
QROC 10	• Atteinte Extra-ganglionnaire contiguë à une atteinte ganglionnaire	5	Et B car présence d'au moins un des signes généraux Lettre « S » si atteinte splénique Lettre « X » si présence de masse ganglionnaire Bulky
QROC 11	• Gène anti-apoptotique	5	Sur chromosome 18 • Translocation t (14 ; 18) des lymphomes folliculaires associe promoteur chaine lourde d'Ig + gène anti-apoptotique - Surexpression gène Bcl 2 donc prolifération × Bcl 2 peut être retrouvé en biologie moléculaire dans les lymphomes folliculaires
QROC 12	• Lymphome de Burkitt	5	Retrouve c-myc en biologie moléculaire Peut être lié à EBV
QROC 13	• Lymphome folliculaire	5	Cf. QROC 11
QROC 14	• LDH • B2 microglobuline	2 3	LDH = Reflet de la masse tumorale

QROC 15	• Corticothérapie	5	Si possible à éviter avant d'avoir un diagnostic définitif
QROC 16	• Hypothyroïdie • Périphérique • Iatrogène/secondaire à la radiothérapie	2 2 1	Association chimiothérapie – radiothérapie pour le traitement des LH • Mais risques effets secondaires sur le long terme : - Hypothyroïdie ++ - Sténoses artérielles - Leucémies aiguës - Cancers secondaires (seins ++, thyroïde ++)
QROC 17	• Chimiothérapie • Immunothérapie	2 3	Anticorps monoclonal anti CD20 ++++
		85	**Total QROC**

FICHE DE SYNTHESE : POINTS CLES UE POUR MIEUX REPONDRE AUX QUESTIONS ISOLEES ET AUX DOSSIERS CLINIQUES PROGRESSIFS

Titres	Eléments à cocher lors des QCM Mots clés des QROC
ZEROS	BILAN EXTENSION BILAN PRE THERAPEUTIQUE BIOPSIE EXERESE GANGLIONNAIRE **ONCO-Hémato** = ALD100%, annonce, PPS, RCP, multidisciplinaire, inclusion protocole de recherche
Définition	**Diagnostic histologique** LH et LNH Lymphome indolent (bas grade) : pas d'altération état général, pas de signe d'évolutivité, polyadénopathie de petite taille Lymphome agressif (haut grade) : signe évolutivité, AEG, adénopathie de taille importante
Etiologies	Facteurs de risque (des LNH ++) • Infections chroniques - Virus (VIH, EBV, HTLV1) - Bactérie (Helicobacter pylori) • **Immunodépression générale**
Clinique	Adénopathie(s) périphérique(s) persistante(s) • Palpation toutes aires ganglionnaires, recherche HSMG, inspection amygdales, testicules et **SCHEMA DATE SIGNE** Signes généraux d'évolutivité = signes B • Fièvre persistante • Sueurs nocturnes • Amaigrissement de plus 10% poids en 6 mois Prurit inexpliqué 3 URGENCES : • Syndrome cave supérieur • Masse abdominale d'évolution rapide • Compression médullaire

Examens complémentaires	**BIOPSIE EXERESE GANGLIONNAIRE** (adénopathie suspecte la plus accessible) • Analyse histologique • Cytogénétique (caryotype +++) • Immunophénotypage (B ou T ?) • Biologie moléculaire EXTENSION : • **Scanner CTAP injecté + BOM** +++++++++ pour établir le stade ANN ARBOR • Hémogramme, bilan hépatique, fonction rénale, PL, TEP Scan • LDH, B2 microglobuline sérique (masse tumorale), fibrinogène, vs, CRP, EPS (syndrome inflammatoire) PRE THERAPEUTIQUE • CECOS, FEVG, sérologies virales, PRE TRANSFUSIONNEL
Traitement	Chimio-immunothérapie pour la plupart des LNH B Chimio-radiothérapie pour les LH
Pronostic	Score IPI (ou IPIaa) pour lymphomes agressifs Score FLIPI (ou FLIPI 2) pour les lymphomes folliculaires **+++ stade ANN ARBOR** / LDH / âge / type de lymphome
Lymphome folliculaire	Le plus fréquent des lymphomes indolents Translocation t (14 ; 18) Bcl 2 en biologie moléculaire Guérison rare mais durée de vie de 15ans
Lymphome diffuse à grandes cellules B	Lymphome le plus fréquent Lymphome agressif 60% rémission après 1ère ligne de traitement
LH	Cellule de Reed Sternberg 90% guérison dans formes précoces et environ 50% dans formes étendues

UE questions isolées — Item 317

1 Enoncé

QCM 1	**Comment peut être l'hémogramme d'un patient atteint de myélome multiple ? (Jusqu'à 6 réponses)**

A - Polyglobulie
B - Anémie normochrome régénérative est l'anomalie la plus fréquente
C - Présence de rouleaux érythrocytaires
D - Présence de plasmocytes dans le sang circulant
E - Normal
F - Pancytopénie

QCM 2	**Quelles peuvent être les causes d'hypergammaglobulinémie polyclonale à l'électrophorèse des protéines sériques ? (Jusqu'à 9 réponses)**

A - Myélome multiple
B - Syndrome POEMS
C - Hépatite C chronique
D - Hépatite B chronique
E - Maladie de Waldenström
F - MGUS ou Gammapathie monoclonale de signification indéterminée
G - Lymphome
H - Amylose
I - Polyarthrite rhumatoïde
J - Leishmaniose
K - LLC

QCM 3	**Quelles peuvent être les causes d'un pic d'aspect monoclonal à l'électrophorèse des protéines sériques ? (Jusqu'à 9 réponses)**

A - Myélome multiple
B - Syndrome POEMS
C - Hépatite C chronique
D - Hépatite B chronique
E - Maladie de Waldenström
F - MGUS ou Gammapathie monoclonale de signification indéterminée
G - Lymphome
H - Amylose
I - Polyarthrite rhumatoïde
J - Leishmaniose
K - LLC

QCM 4	**Concernant les MGUS, quelles sont les propositions vraies ? (Jusqu'à 6 réponses)**

A - Ce sont des dysglobulinémies monoclonales malignes
B - Ce sont des dysglobulinémies monoclonales bénignes
C - Il peut exister une hypercalcémie secondaire à cette gammapathie
D - Il peut exister une anémie secondaire à cette gammapathie
E - Il n'y a jamais de douleur osseuse
F - Il n'y a jamais d'insuffisance rénale secondaire à cette dysglobulinémie
G - Le diagnostic est affirmé par l'électrophorèse des protéines plasmatiques
H - Le diagnostic est affirmé par l'électrophorèse des protéines sériques
I - La plasmocytose médullaire est inférieure à 10%

QCM 5	**Concernant la surveillance des MGUS, quelles sont les propositions vraies ? (Jusqu'à 4 réponses)**
A -	Elles sont bénignes donc ne nécessitent aucune surveillance clinico-biologique
B -	La surveillance biologique consiste en la réalisation d'un myélogramme de manière annuelle
C -	La surveillance biologique consiste en la réalisation d'un myélogramme de manière semestrielle
D -	On surveille la NFS, la créatinine sérique, la calcémie, l'EPS et l'EPU
E -	On réalise une IRM médullaire (même si pas de point d'appel) 1x/an
F -	Le risque d'évolution vers un myélome multiple est de 1%/an

QCM 6	**Que comporte le bilan radiologique osseux (en l'absence de point d'appel) de tout patient suspect ou présentant un Myélome Multiple ? (Jusqu'à 9 réponses)**
A -	Une scintigraphie osseuse
B -	Une radiographie des humérus
C -	Une radiographie des fémurs
D -	Une radiographie radius-ulna
E -	Une radiographie tibia-fibula
F -	Une radiographie du crâne
G -	Une radiographie du rachis lombaire et cervical
H -	Une radiographie du rachis entier
I -	Une radiographie des grils costaux
J -	Une radiographie du bassin

QCM 7	**Quels sont les 4 facteurs essentiels de mauvais pronostiques dans le myélome multiple ? (Jusqu'à 4 réponses)**
A -	Une B2 microglobuline sérique basse
B -	Une CRP élevée
C -	Un taux de LDH bas
D -	Un taux de LDH élevé
E -	Age élevé
F -	Anomalies chromosomiques type translocation t (4 ; 14)
G -	Hypercalcémie
H -	Anomalies chromosomiques type del17p
I -	Anémie
J -	Une B2 microglobuline sérique élevée
K -	Albuminémie basse
L -	Plasmocytose médullaire élevée

QCM 8	**Quels sont les 5 « symptômes » qui se cachent derrière l'acronyme POEMS ? (Jusqu'à x5 réponses)**
A -	Gammapathie polyclonale
B -	Gammapathie monoclonale
C -	Atteinte ORL
D -	Endocrinopathies
E -	Anomalie du sédiment urinaire
F -	Atteinte cutanée
G -	Hypercalcémie
H -	Atteinte osseuse
I -	Organomégalie
J -	Polyneuropathie
K -	Atteinte pulmonaire
L -	Atteinte oculaire

QCM 9

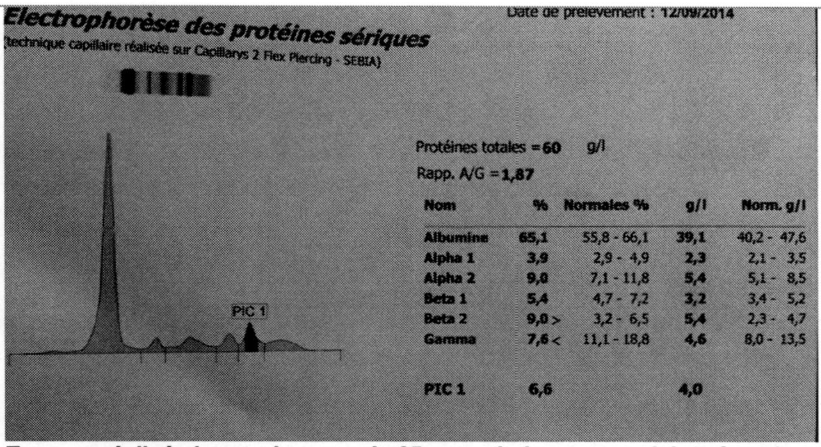

Electrophorèse des protéines sériques
(technique capillaire réalisée sur Capillarys 2 Flex Piercing - SEBIA)

Date de prélèvement : 12/09/2014

PIC 1

Protéines totales = **60** g/l
Rapp. A/G = **1,87**

Nom	%	Normales %	g/l	Norm. g/l
Albumine	65,1	55,8 - 66,1	39,1	40,2 - 47,6
Alpha 1	3,9	2,9 - 4,9	2,3	2,1 - 3,5
Alpha 2	9,0	7,1 - 11,8	5,4	5,1 - 8,5
Beta 1	5,4	4,7 - 7,2	3,2	3,4 - 5,2
Beta 2	9,0 >	3,2 - 6,5	5,4	2,3 - 4,7
Gamma	7,6 <	11,1 - 18,8	4,6	8,0 - 13,5
PIC 1	6,6		4,0	

Examen réalisé chez un homme de 65ans qui n'a aucune plainte fonctionnelle, ne présente pas d'anémie, calcémie normale, pas d'insuffisance rénale.
Qu'observez-vous et quelle est votre hypothèse principale ?
(Jusqu'à 7 réponses)

A - Hypoalbuminémie
B - Albuminémie normale
C - Hyperalphaglobulinémie 1
D - Hyperalphaglobulinémie 2
E - Electrophorèse des protéines plasmatiques
F - Hypergammaglobulinémie
G - Hyperbêtaglobulinémie 2
H - Probable myélome multiple IgG
I - Probable myélome multiple IgA
J - Probable MGUS IgG
K - Probable MGUS IgA

QCM 10

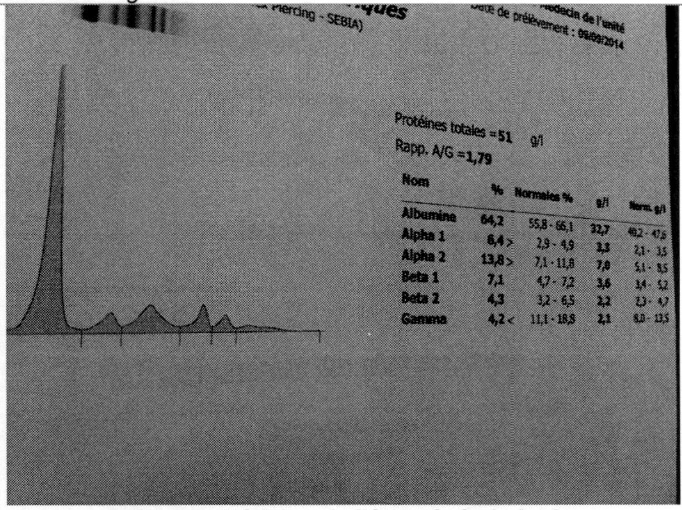

...ques
...Piercing - SEBIA)

Date de prélèvement : 09/09/2014

Protéines totales = **51** g/l
Rapp. A/G = **1,79**

Nom	%	Normales %	g/l	Norm. g/l
Albumine	64,2	55,8 - 66,1	32,7	40,2 - 47,6
Alpha 1	6,4 >	2,9 - 4,9	3,3	2,1 - 3,5
Alpha 2	13,8 >	7,1 - 11,8	7,0	5,1 - 8,5
Beta 1	7,1	4,7 - 7,2	3,6	3,4 - 5,2
Beta 2	4,3	3,2 - 6,5	2,2	2,3 - 4,7
Gamma	4,2 <	11,1 - 18,8	2,1	8,0 - 13,5

Homme de 67ans, altération de l'état général, douleurs osseuses, anémie, hypercalcémie, atteinte rénale.
Que constatez-vous sur cet examen, quels sont vos 2 hypothèses diagnostiques principales ?
(Jusqu'à 4 réponses)

A - Hypogammaglobulinémie
B - Hypoalbuminémie
C - Albuminémie normale
D - Hypergammaglobulinémie
E - Myélome multiple IgA lambda
F - Myélome multiple IgM
G - Myélome multiple à chaînes légères
H - Myélome multiple IgD
I - Myélome multiple non excrétant ou non sécrétant

QCM 11	**Comment traiter une hypercalcémie lors de la découverte d'un myélome multiple ? (Jusqu'à 6 réponses)**

A - Corticoïdes
B - Furosémide IV d'emblée
C - Thiazidique per os
D - Réhydratation
E - Bisphosphonates
F - Epuration extra rénale si urgence

QCM 12	**Comment sont définis les critères CRAB ? (Jusqu'à 4 réponses)**

A - Calcémie ≥ 2,6mg/L
B - Calcémie ≥ 2,75mg/L
C - Calcémie ≥ 2,75mmol/L
D - Calcémie ≥ 2,6mmol/L
E - Créatininémie > 20mg/L
F - Créatininémie > 20 µmol/L
G - Hémoglobine < 12g/dL
H - Hémoglobine < 10g/L
I - Lésion(s) osseuse(s) définie(s) par l'imagerie

QCM 13	**Quels sont les facteurs qui favorisent la tubulopathie myélomateuse ? (Jusqu'à 8 réponses)**

A - Urines alcalines
B - Urines acides
C - Infections urinaires
D - Hypercalcémie
E - L'injection de produit contraste iodé
F - Les IEC
G - La déshydratation extracellulaire
H - L'hypocalcémie
I - Les AINS

QCM 14	**Concernant le myélome multiple, quelles sont les propositions vraies ? (Jusqu'à 6 réponses)**

A - C'est un syndrome lymphoprolifératif
B - C'est un syndrome myéloprolifératif
C - C'est un syndrome myélodysplasique
D - Est caractérisé par la prolifération d'un clone de lymphocytes tumoraux
E - Représente 50% des hémopathies malignes
F - Est une maladie curable
G - La vitesse de sédimentation est >100mm dans 85% des cas
H - L'anomalie la plus fréquente de l'hémogramme est la présence de plasmocytes

QCM 15	**Concernant les myélomes multiples à chaînes légères, quelles sont les propositions vraies ? (Jusqu'à 7 réponses)**

A - La vitesse de sédimentation des hématies est >100mm dans la plupart des cas
B - La vitesse de sédimentation des hématies est normale dans la plupart des cas
C - L'électrophorèse des protéines sériques met en évidence un pic d'aspect monoclonal dans les β globulines
D - L'électrophorèse des protéines sériques est le plus souvent normale
E - L'insuffisance rénale est fréquente
F - Représente seulement 2% des myélomes multiples
G - L'immunofixation met en évidence un excès de chaînes légères dans les urines
H - Le dosage des chaînes légères libres dans le sérum est utile
I - L'immunofixation des protéines urinaires est utile dans le suivi thérapeutique

QCM 16	**Concernant l'autogreffe, quelles sont les propositions vraies ? (Jusqu'à 3 réponses)**

A - C'est l'utilisation de cellules souches hématopoïétiques prélevées chez un donneur sain
B - C'est l'utilisation de cellules souches hématopoïétiques prélevées chez une autre espèce animale
C - C'est l'utilisation de cellules souches hématopoïétiques prélevées chez un patient en phase de réponse/rémission
D - Elle a un rôle thérapeutique direct contre la maladie
E - Le rôle thérapeutique est uniquement lié à une chimiothérapie intensive préalable à la réinjection de cellules
F - Elle est souvent utilisée chez les patients les plus âgés

QROC 1	**Quel est le type d'insuffisance rénale aiguë normalement associé au myélome multiple ? (1 mot)**
QROC 2	**Citez 3 causes de neuropathie périphérique dans un myélome multiple.**
QROC 3	**Que vous évoquent des hématies en rouleaux au niveau du frottis sanguin ? Texte libre (1 à 3 mots)**
QROC 4	**Quelle est la première cause de décès des patients atteints de myélome multiple ? Texte libre (1 à 3 mots)**
QROC 5	**Citez 3 causes d'anémies dans un myélome multiple.**
QROC 6	**Quels sont les 2 éléments biologiques à doser pour établir le score pronostique international ?**
QROC 7	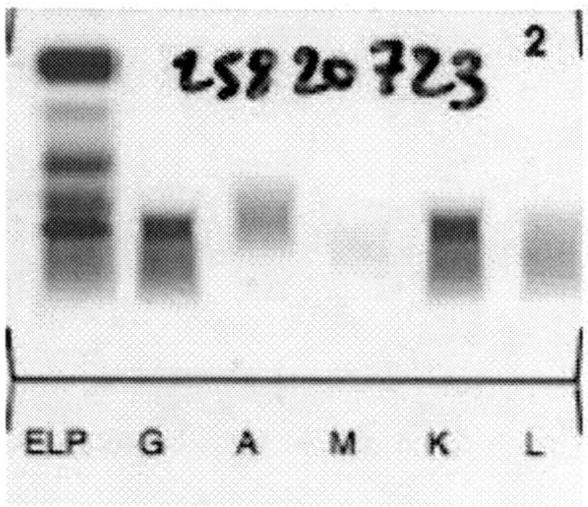 **Qu'est ce que cet examen ? Texte libre (1 à 3 mots)**
QROC 8	**Que concluez-vous face à l'examen précédent ? (3 mots)**
QROC 9	**Que met en évidence le myélogramme d'un patient atteint de myélome multiple ? (5 mots)**
QROC 10	**Chez un patient atteint d'un myélome multiple, quelles sont les 3 causes pouvant expliquer une vitesse de sédimentation des hématies normale ?**
QROC 11	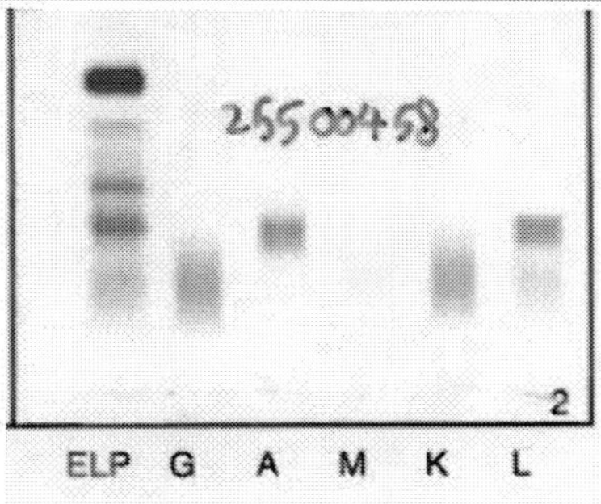 **Suite QCM 9, quel est l'examen suivant et que concluez-vous ?**
QROC 12	**Hormis le myélome multiple, quelle est votre hypothèse principale face à un patient présentant une altération de l'état général, douleurs osseuses et hypercalcémie ? (5-6 mots)**
QROC 13	**Quels sont les 2 « états » qui peuvent évoluer vers un myélome multiple ?**
QROC 14	**Comment sont typiquement les lésions osseuses du myélome multiple ? (4 mots)**
QROC 15	**Patient présentant un myélome multiple IgG kappa non traité, présente brutalement un déficit moteur des 2 membres inférieurs, anesthésie jusqu'à l'ombilic, ROT rotuliens et achilléens vifs et diffus. Quel est votre diagnostic ? Quel examen réalisez-vous ?**
QROC 16	**(Suite QROC 15) Quel est votre traitement ? (5 mots)**
QROC 17	**Albuminémie 30g/L et calcémie = 2,5mmol/L, quelle est la calcémie corrigée ?**
QROC 18	**Chez un patient présentant un myélome multiple IgG kappa traité qui présente une dyspnée aiguë à auscultation claire, avec un effet shunt au gaz du sang, quelle est votre hypothèse diagnostique ? Quel examen réalisez-vous pour confirmer le diagnostic ?**
QROC 19	**Quels sont les 3 types de molécules utilisées dans le traitement étiologique du myélome multiple ?**
QROC 20	**Patient atteint d'un myélome multiple avec insuffisance rénale lentement progressive, présente : BU : glu +++ cet prot 0 nit 0 leuco 0 Protéinurie = 0,7g/24h, glycémie normale. Quel syndrome évoquez-vous ? Texte libre (1 à 3 mots)**

2 Corrigé

		V F	Cotation	Commentaires, conseils et coaching
QCM 1	A -	F	-2	Anomalie la plus fréquente sur l'hémogramme d'un patient atteint d'un myélome multiple : • Anémie normocytaire normochrome arégénérative (centrale), multifactorielle et secondaire à : - Infiltration médullaire - Insuffisance rénale chronique (carence en EPO) - Hémodilution - Traitements - L'inflammation Plasmocytes circulants = leucémie à plasmocytes = rare = mauvais pronostic
	B -	F	MZ	
	C -	V	1	
	D -	V	1	
	E -	V	2	
	F -	V	1	
QCM 2	A -	F	MZ	Augmentation des gammaglobulines à l'électrophorèse des protéines sériques, aspect en dôme, secondaire à : • Défaut de clairance des Ig (hépatopathies chroniques) et/ou • Stimulation polyclonale des lymphocytes B
	B -	F	-1	
	C -	V	1	
	D -	V	1	
	E -	F	MZ	
	F -	F	MZ	
	G -	V	1	
	H -	F	MZ	
	I -	V	1	
	J -	V	1	
	K -	F	-1	
QCM 3	A -	V	1	ASPECT de pic monoclonal car la monoclonalité est affirmée par l'immunofixation des protéines sériques (IF permet aussi de typer l'Ig)
	B -	V	2	
	C -	F	-2	
	D -	F	-2	
	E -	V	2	
	F -	V	1	
	G -	V	1	
	H -	V	1	
	I -	F	-2	
	J -	F	-2	
	K -	V	2	
QCM 4	A -	F	MZ	Bénin Aucun critère CRAB • Pas d'hypercalcémie • Pas d'insuffisance rénale • Pas d'atteinte osseuse • Pas d'anémie Diagnostic de dysglobulinémie MONOCLONALE affirmé par l'immunofixation des protéines sériques
	B -	V	1	
	C -	F	-1	
	D -	F	-1	
	E -	V	2	
	F -	V	1	
	G -	F	-2	
	H -	F	-2	
	I -	V	1	
QCM 5	A -	F	MZ	Risque d'évolution vers un MM • Surveillance des critères CRAB + EPS et EPU 1x/ 6-12mois MM asymptomatique (sans critère CRAB) et MGUS = pas de traitement
	B -	F	-1	
	C -	F	-2	
	D -	V	3	
	E -	F	-1	
	F -	V	2	
QCM 6	A -	F	MZ	Radiographies simples toujours recommandées dans ce cas au niveau des os longs et vertèbres (sièges +++ de l'hématopoïèse) + nouvelle radiographie si point d'appel IRM médullaire+++ si point suspicion de complications ostéoneurologiques
	B -	V	1	
	C -	V	1	
	D -	F	-1	
	E -	F	-1	
	F -	V	1	
	G -	F	-1	
	H -	V	1	
	I -	V	1	
	J -	V	1	

QCM 7	A -	F	-1	Encore une fois : importance pronostique de la cytogénétique dans les hémopathies Dans le myélome multiple : t (4 ; 14) et del17p Score IPI avec B2 microglobuline sérique et albuminémie
	B -	F	-1	
	C -	F	-1	
	D -	F	-1	
	E -	F	-1	
	F -	V	1	
	G -	F	-1	
	H -	V	1	
	I -	F	-1	
	J -	V	1	
	K -	V	1	
	L -	F	-1	
QCM 8	A -	F	-1	POEMS syndrome = formes particulières de gammapathie monoclonale (MGUS, voire myélome) POEMS pour : • Polyneuropathie sensitivomotrice • Organomégalie • Endocrinopathie (diabète, ISR +++) • Monoclonal gammapathy • Skin (atteinte cutanée)
	B -	V	1	
	C -	F	-1	
	D -	V	1	
	E -	F	-1	
	F -	V	1	
	G -	F	-1	
	H -	F	-1	
	I -	V	1	
	J -	V	1	
	K -	F	-1	
	L -	F	-1	
QCM 9	A -	V	1	Asymptomatique, pas de critères CRAB = probable MGUS Aspect de pic monoclonal dans les β globulines = probable IgA ++++
	B -	F	-1	
	C -	F	-1	
	D -	F	-1	
	E -	F	-2	
	F -	F	-2	
	G -	V	1	
	H -	F	MZ	
	I -	F	MZ	
	J -	F	-1	
	K -	V	3	
QCM 10	A -	V	1	MM à chaînes légères = 15% des MM MM non sécrétant = rare Faire dosage des chaînes légères libres dans la prise en charge des myélomes à chaînes légères
	B -	V	1	
	C -	F	-1	
	D -	F	-1	
	E -	F	-1	
	F -	F	-1	
	G -	V	2	
	H -	F	0	
	I -	V	1	
QCM 11	A -	V	1	ABCDER • Arrêt hypercalcémiant(s) • Bisphosphonates IV • Corticoïdes • Diurèse forcée par furosémide car hypocalcémiant (mais après réhydratation +++) • EER si urgence • Réhydratation HYPERCALCEMIE = ECG
	B -	F	-3	
	C -	F	MZ	
	D -	V	2	
	E -	V	1	
	F -	V	1	
QCM 12	A -	F	-1	Critères CRAB à connaître • Calcémie ≥ 2,75mmol/L (= 110mg/L) • Rénal, créatininémie > 20mg/L • Anémie, Hb < 10g/dL (attention aux unités) • Bone disease = lésions osseuses
	B -	F	-1	
	C -	V	2	
	D -	F	-1	
	E -	V	2	
	F -	F	-1	
	G -	F	-2	
	H -	F	-2	
	I -	V	1	

<table>
<tr><td rowspan="9">QCM 13</td><td>A -</td><td>F</td><td>-3</td><td rowspan="9">Myélome multiple = EVITER LES NEPHROTOXIQUES = NEPHROPROTECTION</td></tr>
<tr><td>B -</td><td>V</td><td>1</td></tr>
<tr><td>C -</td><td>V</td><td>2</td></tr>
<tr><td>D -</td><td>V</td><td>1</td></tr>
<tr><td>E -</td><td>V</td><td>1</td></tr>
<tr><td>F -</td><td>V</td><td>2</td></tr>
<tr><td>G -</td><td>V</td><td>1</td></tr>
<tr><td>H -</td><td>F</td><td>MZ</td></tr>
<tr><td>I -</td><td>V</td><td>2</td></tr>
<tr><td rowspan="8">QCM 14</td><td>A -</td><td>V</td><td>1</td><td rowspan="8">MM = 10% des hémopathies malignes = 1% des cancers
Anomalie la plus fréquente de l'hémogramme = anémie normocytaire normochrome arégénérative (multifactorielle)
Prolifération tumorale d'un clone plasmocytaire</td></tr>
<tr><td>B -</td><td>F</td><td>MZ</td></tr>
<tr><td>C -</td><td>F</td><td>MZ</td></tr>
<tr><td>D -</td><td>F</td><td>-2</td></tr>
<tr><td>E -</td><td>F</td><td>-1</td></tr>
<tr><td>F -</td><td>F</td><td>-1</td></tr>
<tr><td>G -</td><td>V</td><td>4</td></tr>
<tr><td>H -</td><td>F</td><td>MZ</td></tr>
<tr><td rowspan="9">QCM 15</td><td>A -</td><td>F</td><td>-1</td><td rowspan="9">MM à chaînes légères = 15% des myélomes = de type urinaire pur = insuffisance rénale fréquente
• EPS montre une hypogammaglobulinémie
• Vitesse de sédimentation des hématies normale ou discrètement élevée

Immunofixations des protéines urinaires et sériques sont inutiles au suivi de n'importe quel myélome (car l'isotype de la protéine monoclonale ne se modifie pas au cours de l'évolution de la maladie)</td></tr>
<tr><td>B -</td><td>V</td><td>1</td></tr>
<tr><td>C -</td><td>F</td><td>-1</td></tr>
<tr><td>D -</td><td>F</td><td>-1</td></tr>
<tr><td>E -</td><td>V</td><td>1</td></tr>
<tr><td>F -</td><td>F</td><td>-1</td></tr>
<tr><td>G -</td><td>V</td><td>2</td></tr>
<tr><td>H -</td><td>V</td><td>1</td></tr>
<tr><td>I -</td><td>F</td><td>-2</td></tr>
<tr><td rowspan="6">QCM 16</td><td>A -</td><td>F</td><td>MZ</td><td rowspan="6">Autogreffe =
• Chimiothérapie intensive par melphalan = effet thérapeutique
- Réinjection de CSH du même patient (prélevées en phase de rémission/réponse) uniquement pour pouvoir sortir plus vite d'aplasie

Réservée aux patients les plus jeunes</td></tr>
<tr><td>B -</td><td>F</td><td>MZ</td></tr>
<tr><td>C -</td><td>V</td><td>1</td></tr>
<tr><td>D -</td><td>F</td><td>MZ</td></tr>
<tr><td>E -</td><td>V</td><td>4</td></tr>
<tr><td>F -</td><td>F</td><td>-2</td></tr>
<tr><td></td><td></td><td></td><td>90</td><td>Total QCM</td></tr>
</table>

	Réponses	Cotation	Commentaires, conseils et coaching
QROC 1	• IRA tubulaire/tubulopathie myélomateuse	5	Précipitation tubulaire des chaînes légères avec la protéine de Tamm Horsfall Si atteinte glomérulaire = penser amylose AL secondaire
QROC 2	• Activité auto-anticorps anti-myéline de l'Ig • Insuffisance rénale chronique • Amylose AL secondaire • Iatrogénie (post chimiothérapie)	3 = 5pts 2 = 3pts 1 = 1pt	Toujours évoquer la iatrogénie
QROC 3	• Dysglobulinémie	5	Peut aussi s'observer dans des états inflammatoires très importants voire lors d'une grossesse
QROC 4	• Infections	5	+++ bactéries (CG+ et BGN) Favorisées par la diminution des classes normales d'Ig et par la chimiothérapie PENSER VACCINATIONS +++++

QROC 5	• Insuffisance médullaire (prolifération médullaire) • Anémie inflammatoire • Insuffisance rénale chronique • Iatrogénie • Fausse anémie par hémodilution	3 = 5pts 2 = 3pts 1 = 1pt	Plusieurs étiologies possibles : hiérarchisez les en fonction du contexte
QROC 6	• B2 microglobuline sérique • Albuminémie	3 2	B2 microglobuline sérique > 5,5mg/L = stade III B2 microglobuline sérique < 3,5mg/L **et** albuminémie > 35g/L = stade I Toutes les autres situations = stade II Utilisation +++++ de ce score que la classification de Durie-Salmon
QROC 7	• Immunofixation des protéines • (sériques)	5	Dépôt sur gel • Séparation fonction flux d'électro-endosmose - Incubation avec des antisérums × Précipitation complexes Ag-anticorps × Complexes révélés par colorants
QROC 8	• Dysglobulinémie monoclonale • IgG • Kappa (myélome = MZ / car pas d'information pour conclure myélome)	1 2 2	Les bandes étroites = confirme la clonalité Grâce aux antisérums = typage de l'immunoglobuline « bruit de fond » au niveau kappa toujours plus intense car physiologiquement 2/3 de production de chaîne kappa et 1/3 de chaîne lambda
QROC 9	• Plasmocytes • >10% • Plasmocytes dystrophiques	2 2 1	Anomalies morphologiques non indispensables au diagnostic
QROC 10	• MM à chaînes légères • MM non excrétant/ non sécrétant • Cryoglobulinémie	2 2 1	MM à chaînes légères = 15% des MM MM non sécrétant/ non excrétant = rare
QROC 11	• Immunofixation des protéines (sériques) • Dysglobulinémie monoclonale • IgA lambda ou • MGUS IgA lambda	2 1 2 ou 3	Sur l'EPS : aspect de pic monoclonal en β IF : dysglobulinémie monoclonale IgA lambda Probable MGUS du fait du caractère asymptomatique
QROC 12	• Cancer solide avec métastases osseuses diffuses	5	URGENCE = Hypercalcémie = ECG Rechercher le cancer primitif (poumons, prostate, seins, reins, thyroïde +++++)
QROC 13	• MGUS • Plasmocytome solitaire	3 2	Risque évolution vers un MM de 1%/an pour les MGUS
QROC 14	• Géodes à l'emporte pièce (pas de liseré de condensation périphérique)	5	Avec ou sans fracture
QROC 15	• Compression médullaire • T10 • IRM médullaire • En URGENCE	2 1 1 1	Complication ostéoneurologique à avoir en tête Rechercher épidurite (injection de gadolinium)

QROC 16	• Urgence • Neurochirurgicale • Décompression médullaire • Corticoïdes	1 1 2 1	URGENCE ++++++
QROC 17	• 2,75 mmol/L	5	Ca corrigée = Ca mesurée + ((40-Albuminémie)/40) ou Ca corrigée = Ca mesurée + 0,025 (40 – Albuminémie)
QROC 18	• Embolie pulmonaire • Scintigraphie ventilation-perfusion (ou échographie Doppler veineux des membres inférieurs à la recherche d'une thrombose) • Angioscanner thoracique • D-dimères	1 4 MZ MZ	Myélome multiple = contre-indication absolue au produit de contraste iodé Risque de majoration de l'atteinte rénale tubulaire
QROC 19	• Corticoïdes • Agents alkylants • Inhibiteur du protéasome	3 1 1	Rechercher les effets secondaires Traitement symptomatique : bisphosphonates, EPO, antalgiques, radiothérapie osseuse
QROC 20	• Syndrome de Fanconi	5	Atteinte tubulaire proximale • Acidose, hypokaliémie, glycosurie normo glycémique +++++, amino-acidurie
		100	**Total QROC**

FICHE DE SYNTHESE : POINTS CLES UE POUR MIEUX REPONDRE AUX QUESTIONS ISOLEES ET AUX DOSSIERS CLINIQUES PROGRESSIFS	
Titres	**Eléments à cocher lors des QCM** **Mots clés des QROC**
ZEROS	CRITERES CRAB PAS DE NEPHROTOXIQUE **ONCO-Hémato** = ALD100%, annonce, PPS, RCP, multidisciplinaire, inclusion protocole de recherche
Définition	Hémopathie maligne correspond à une prolifération d'un clone de plasmocytes qui envahit la moelle >10% plasmocytes au myélogramme (avec ± des anomalies morphologiques)
Etiologies	Etats pré-myélomateux = MGUS ++++++
Clinique	**MGUS = asymptomatique** (aucun critère CRAB) AEG, douleurs osseuses diffuses (=correspond au syndrome tumoral) Syndrome anémique Voire complications inaugurales (infections+++, osseuses +++) Habituellement pas de tuméfaction des organes hématopoïétiques secondaires
Examens complémentaires	Hémogramme : • Anémie normocytaire normochrome, hématies en rouleaux / pancytopénie (=mauvais pronostic) **Myélogramme :** • **>10% plasmocytes** ± dystrophiques EPS • aspect pic monoclonal confirmé par **immunofixation des protéines sériques** EPU + immunofixation Dosage chaînes légères libres dans MM à chaînes légères libres **Radiographies squelette entier** (os long + gril costaux + crâne + bassin) = • Géodes à l'emporte pièce Complication : calcémie, créatininémie **Pronostic =** • **Cytogénétique** des plasmocytes (t (4 ; 14), del17p) • B2 microglobuline sérique, albuminémie
Traitement	Traitement étiologique (mais maladie incurable actuellement) • Corticoïdes, Agents alkylants, inhibiteur du protéasome / Place de l'autogreffe chez les patients les plus jeunes **Traitement symptomatique +++++** • EPO, PAS DE NEPHROTOXIQUE, Bisphosphonates, radiothérapie osseuse locale, antalgiques
Complications	**INFECTIONS +++++++++++++++** (pneumocoque et BGN / faire vaccinations) IRA (tubulaire+++++ / si atteinte glomérulaire = rechercher amylose AL secondaire) Atteinte osseuse (compression médullaire avec épidurites) Hypercalcémie Anémie multifactorielle Amylose AL secondaire
Facteurs majeurs de mauvais pronostic	Cytogénétique = del17p, t (4 ; 14) Albuminémie basse B2 microglobuline sérique élevée (>5,5mg/L)
Critères CRAB	Calcémie ≥2,75mmol/L Rénal, créatininémie >20mg/L Anémie, Hb < 10g/dL Bone disease (lésion osseuse radiologique)

UE questions isolées Item 325

1 Enoncé

QCM 1	**Un groupage sanguin valide, concerne obligatoirement les caractères : (Jusqu'à 6 réponses)**

A - Groupe ABO
B - RH2, 3, 4 et 5
C - KEL 1
D - KEL 2
E - RH 1
F - FY1 et FY2
G - JK1 et JK2

QCM 2	**Concernant un patient A+, quelles sont les propositions vraies ? (Jusqu'à 8 réponses)**

A - Le patient est RH-1
B - Le patient est RH1
C - Il possède des anticorps réguliers anti-B
D - Il peut recevoir des Concentrés de Globules Rouges de patient O
E - Il peut recevoir des Concentrés de Globules Rouges de patient A-
F - Le génotype du patient est forcément AA
G - Le gène A code pour un sucre
H - Le patient peut recevoir du Plasma Frais Congelé d'un patient O
I - Le patient peut recevoir du Plasma Frais Congelé d'un patient AB
J - Le groupe A est le plus fréquent du système ABO

QCM 3	**Concernant le système Rhésus, quelles sont les propositions vraies ? (Jusqu'à 5 réponses)**

A - Il existe 6 type d'antigènes naturels dans ce groupe : D / C / E / d / c / e
B - Un patient RH1 possède un gène D
C - Un patient RH-1 possède un gène d
D - L'absence de protéine RH2 (C) impose-la plupart du temps- la présence de la protéine RH4 (c)
E - Un patient RH1, -2,-3, 4, 5 peut recevoir de manière compatible des CGR avec phénotype RH-1, 2, -3, -4, 5 (si systèmes ABO et KEL respectés)
F - Il existe de manière régulière des Ac anti D chez 85% des gens

QCM 4	**A quoi correspondent les CGR dits phénotypés ? (1 réponse)**

A - Comportent la détermination des groupes sanguins FY et/ou JK
B - Groupage déterminé pour 5 Ag en plus du groupe ABO et RH1
C - Un test entre le sérum du receveur et les hématies de l'unité à transfuser doit être effectué au préalable
D - Un test entre le sérum du donneur et les hématies du receveur doit être réalisé au préalable
E - Correspondent aux CGR sans qualificatif

QCM 5	**Concernant une commande de CGR en urgence vitale immédiate (<15minutes), quelles sont les propositions vraies ? (Jusqu'à 2 réponses)**

A - Transfusion sans délai de CGR isogroupes
B - Attente des RAI
C - Transfusion sans délai de CGR non isogroupes
D - Nécessité de Groupe et RAI conformes
E - Transfusion de O+

QCM 6	Concernant les indications de concentrés plaquettaires, quelles sont les propositions vraies ? (Jusqu'à 4 réponses)
A -	Les concentrés plaquettaires standards sont constitués d'un mélange d'unités plaquettaires de donneurs différents
B -	Les concentrés plaquettaires d'aphérèse sont des plaquettes obtenues chez un seul donneur
C -	Les CPS sont à préférer en cas de transfusions répétées
D -	La seule indication est le syndrome hémorragique avec thrombopénie
E -	Transfusion de CP si plaquettes < 50-60 G/L en préventif
F -	Transfusion de CP si plaquettes < 100G/L en préventif
G -	Transfusion de CP si plaquettes < 150G/L en préventif
H -	Transfusion de CP si plaquettes < 10-20 G/L en préventif

QCM 7	Concernant les indications des PFC, quelles sont les propositions vraies ? (Jusqu'à 4 réponses)
A -	Les PFC peuvent être utilisés de manière préventive
B -	Les PFC n'ont qu'une indication curative
C -	Les PFC sont utilisés lors des plasmaphérèses
D -	Les PFC peuvent être utilisés en cas de déficit en facteurs de coagulation
E -	L'indication doit être obligatoirement mentionnée sur l'ordonnance

QCM 8	Quels sont les 3 principaux produits sanguins stables ? (3 réponses)
A -	Les Concentrés de Globules Rouges
B -	Les Concentrés Plaquettaires d'Aphérèse
C -	Les Concentrés Plaquettaires Standards
D -	L'albumine humaine
E -	Les facteurs de coagulation
F -	Le Plasma Frais Congelé
G -	Les immunoglobulines (polyvalentes ou spécifiques)

QCM 9	Concernant l'accident ABO lors de la transfusion de CGR, quelles sont les propositions vraies ? (Jusqu'à 6 réponses)
A -	Il est secondaire à la présence d'Ac réguliers présents dans le plasma du donneur
B -	Il peut survenir si l'on transfuse un patient du groupe A avec des CGR du groupe O
C -	Il peut survenir si l'on transfuse un patient du groupe AB avec des CGR du groupe A
D -	Il peut être prévenu par la réalisation d'un contrôle ultime de compatibilité ABO au lit du malade
E -	Il se produit le lendemain voire 5-6 jours après la transfusion
F -	S'il n'y a pas de traitement mis en place alors cela peut aboutir à une CIVD + Insuffisance Rénale Aiguë secondaire à une nécrose tubulaire aiguë
G -	Il peut initialement se manifester par une hyperthermie et des douleurs lombaires

QCM 10	Quels sont les principaux accidents immunologiques de la transfusion ? (Jusqu'à 5 réponses)
A -	Incompatibilité ABO
B -	Syndrome « frissons-hyperthermie »
C -	TACO
D -	Surcharge en citrate
E -	TRALI
F -	Purpura post transfusionnel
G -	Hémolyse retardée
H -	Incident transfusionnel par contamination bactérienne

QCM 11	Concernant l'hémolyse retardée, quelles sont les propositions vraies ? (Jusqu'à 6 réponses)
A -	Correspond à une hémolyse intra vasculaire secondaire aux Ac réguliers du receveur
B -	Correspond à une hémolyse intra vasculaire secondaire aux Ac réguliers du donneur
C -	Peut survenir au 5ème – 6ème jour de la transfusion
D -	La bilirubine libre est augmentée
E -	L'haptoglobine est augmentée
F -	Il existe une persistance de l'anémie après la transfusion
G -	Peut être prévenue par la prescription de CGR compatibilisés

QCM 12	Quels accidents immunologiques secondaires aux transfusions surviennent de manière aiguë (<6heures) ? (Jusqu'à 4 réponses)
A -	Incompatibilité HLA
B -	Le TRALI
C -	La surcharge volémique
D -	Allo-immunisation anti-antigènes érythrocytaire
E -	Hémolyse secondaire à la présence d'Anticorps irréguliers
F -	Allo-immunisation anti-HLA
G -	Incompatibilité ABO

QCM 13	**Quelles infections/maladies peuvent être transmises par la transfusion de CGR ? (Jusqu'à 9 réponses)**

A - VIH
B - VHB
C - Paludisme
D - Maladie de Creutzfeld Jacob
E - Syphilis
F - VHC
G - CMV
H - Parvovirus B19
I - Bacille Gram Négatif

QCM 14	**Quels sont les accidents immunologiques transfusionnels secondaires à une allo-immunisation antérieure ? (Jusqu'à 5 réponses)**

A - Hémolyse retardée
B - Incompatibilité ABO
C - TRALI
D - Syndrome « frissons-hyperthermie »
E - Purpura post-transfusionnel

QROC 1	**Quels sont les 3 principaux Produits Sanguins Labiles ?**
QROC 2	**De quel(s) groupe(s) ABO peu(ven)t être les CGR qu'un patient AB reçoit ?**
QROC 3	**De quel(s) groupe(s) ABO peu(ven)t être les PFC qu'un patient AB reçoit ?**
QROC 4	**Quelle est la durée habituelle de validité des RAI ? (2 mots)**
QROC 5	**A combien cette durée peut-elle être étendue ? (2 mots)**
QROC 6	**Quels sont les 4 conditions pour que la durée des RAI soit étendue ?**

QROC 7

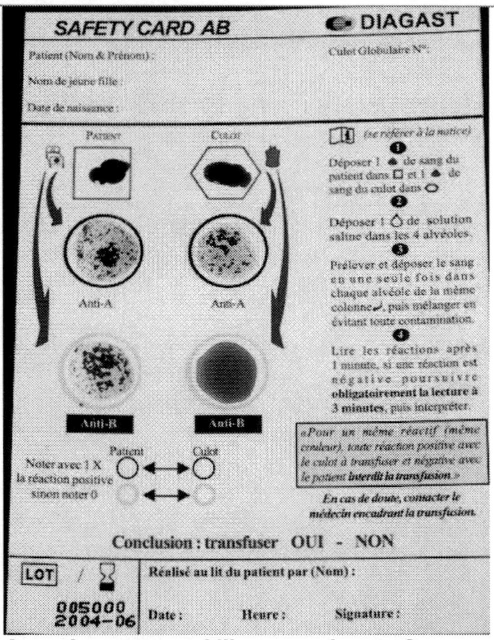

A quoi correspond l'image suivante ? (5 mots)

QROC 8	**Concernant l'image en QROC 7, de quel groupe ABO est le patient ? Et de quel groupe est le culot ?**
QROC 9	**La transfusion est elle compatible ? (1 mot)**
QROC 10	**Dans quel délai après réception du colis la transfusion doit-elle être effectuée ? (2 mots)**
QROC 11	**Quel type de CGR doit recevoir une femme en âge de procréer ? Texte libre (1 à 3 mots)**

QROC 12	**Quel type de CGR doit recevoir un patient ayant un antécédent de RAI positive ou RAI positive ?** **Texte libre (1 à 3 mots)**
QROC 13	**A qui doit être signalé chaque effet indésirable ou incident lors d'une transfusion ?** **Texte libre (1 à 3 mots)**
QROC 14	**Quel est le premier geste à effectuer lors de l'observation d'un signe d'intolérance lors d'une transfusion ?** **(5 mots)**
QROC 15	**Citez un état clinique qui peut engendrer une consommation de plaquettes.** **(1 mot)**
QROC 16	**Quel examen prescrire en post-transfusionnel de CGR (hormis une NFS) ? Et dans quel délai ?** **Texte libre (1 à 3 mots)**
QROC 17	**Hormis le bilan pré-transfusionnel, quelle est la chose primordiale à avoir avant de réaliser une transfusion sanguine ?** **Texte libre (1 à 3 mots)**
QROC 18	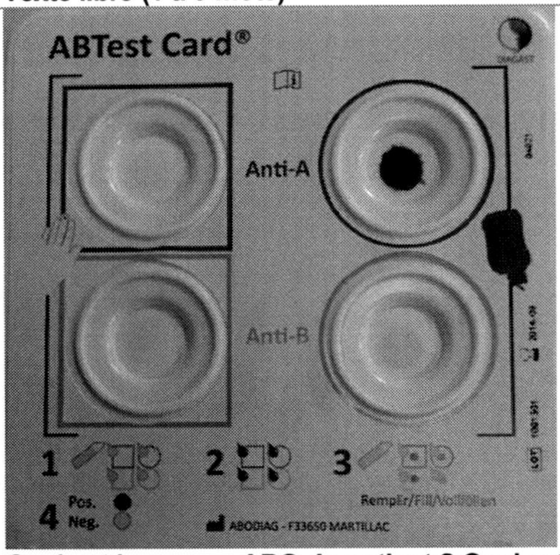 **Quel est le groupe ABO du patient ? Quel est le groupe ABO de la poche ? Transfusion compatible ?**
QROC 19	**Quels sont les 3 types de surcharge qui peuvent survenir lors de transfusion ?**
QROC 20	**Quelle complication immunologique peut survenir et ainsi compliquer le traitement d'un patient atteint d'hémophilie A ?** **(4 mots)**

2 Corrigé

		V F	Cotation	Commentaires, conseils et coaching
QCM 1	A -	V	2	DOUBLE DETERMINATIONS SUR 2 PRELEVEMENTS DISTINCTS Groupe ABO RH1 et RH2, 3, 4, 5 et KEL1 La délivrance des PSL n'est pas obligatoirement similaire à ce groupage mais doit être compatible (éviter d'apporter un Ag que le receveur ne possède pas)
	B -	V	1	
	C -	V	1	
	D -	F	MZ	
	E -	V	1	
	F -	F	MZ	
	G -	F	MZ	
QCM 2	A -	F	MZ	Patient A+ = avec RH1 ou AgD (existe un gène D qui code directement pour une protéine) (patient RH-1 = absence de gène D/gène d correspondant n'existe pas) • Groupe ABO - Gène A et/ou B ou aucun des 2 qui codent pour des glycosyl transférases (enzymes) × Groupe A = génotype AA ou AO = Ag A = Ac réguliers anti-B Patient A peut recevoir CGR de patient A ou O Patient A peut recevoir PFC de patient A ou AB
	B -	V	2	
	C -	V	1	
	D -	V	2	
	E -	V	2	
	F -	F	-2	
	G -	F	-2	
	H -	F	MZ	
	I -	V	2	
	J -	V	1	
QCM 3	A -	F	-1	Rhésus = 5 types d'antigène = D / C /E / c / e Un patient RH-1 est défini par l'absence de gène D (gène d correspondant n'existe pas), par contre un patient RH-2 est défini par l'absence du gène C (un patient RH-4 est défini par l'absence d'un gène c) Compatible = éviter d'apporter des Ag que le patient ne présente pas = sinon apparition d'Ac dits irréguliers Protéine/gène RH2 et RH4 sont antithétiques (comme RH3 et RH5, KEL1 et KEL2) : • L'absence de RH2 (RH-2 ou C-) impose –la plupart du temps- la présence de RH4
	B -	V	2	
	C -	F	-1	
	D -	V	3	
	E -	F	-2	
	F -	F	MZ	
QCM 4	A -	F	MZ	CGR sans qualificatif = avec mentions groupe ABO et RH1 CGR phénotypés = avec mentions groupe ABO, RH1 + 5 autres antigènes (RH2, 3, 4, 5 et KEL1) CGR de phénotype étendu = avec détermination en plus des Ag comme FY et/ou JK (pour les polytransfusés, patients immunisés) CGR compatibilisés en cas de RAI positive (test entre sérum du receveur et hématies de l'unité à transfuser)
	B -	V	5	
	C -	F	MZ	
	D -	F	MZ	
	E -	F	MZ	
QCM 5	A -	F	MZ	Urgence vitale immédiate = <15 minutes = CGR non isogroupe O- Urgence vitale = < 30minutes = CGR isogroupes ou compatibles sans RAI Urgence relative = Besoin de RAI et Groupe conformes
	B -	F	MZ	
	C -	V	5	
	D -	F	MZ	
	E -	F	MZ	
QCM 6	A -	V	1	CPA à préférer si transfusions répétées Seuils : • Curatif devant tout syndrome hémorragique avec thrombopénie • Préventif si plaquettes< 10-20G/L - Si plaquettes < 50G/L pour acte invasif - Si plaquettes < 100G/L si acte ophtalmologique ou neurochirurgical prévu
	B -	V	1	
	C -	F	-1	
	D -	F	-2	
	E -	F	-1	
	F -	F	-2	
	G -	F	MZ	
	H -	V	3	
QCM 7	A -	V	2	Indication de transfusion de PFC doit être mentionnée sur l'ordonnance (indication à cocher parmi des propositions +++) • En préventif : dans certaines chirurgies, si TP < 40-50% • En curatif : - Hémorragie aiguë/choc hémorragique - CIVD - Déficit en facteurs de coagulation non disponibles • Pour les échanges plasmatiques/plasmaphérèse ++
	B -	F	-2	
	C -	V	1	
	D -	V	1	
	E -	V	1	

QCM 8	A -	F	-1	PS Labiles = durée de conservation limitée
	B -	F	-1	
	C -	F	-1	
	D -	V	1	
	E -	V	2	
	F -	F	-1	
	G -	V	2	
QCM 9	A -	F	MZ	Accident immunologique ABO lors de transfusion = rare car prévention +++++++ • Hémolyse aiguë intra vasculaire, secondaire à la présence d'Ac réguliers dans le plasma du receveur, dirigés contre les hématies de la poche - Immédiat +++++++ / Hypotension artérielle voire CIVD + IRA × ARRET IMMEDIAT DE LA TRANSFUSION × REMPLISSAGE, VASOCONSTRICTEURS, O2
	B -	F	MZ	
	C -	F	MZ	
	D -	V	3	
	E -	F	MZ	
	F -	V	1	
	G -	V	1	
QCM 10	A -	V	1	Incompatibilité ABO = Hémolyse aiguë secondaire Ac réguliers dans plasma receveur Hémolyse retardée = correspond RAI + chez receveur TRALI = OAP lésionnel probablement lié à la présence d'anticorps anti leucocytes dans le PSL Purpura transfusionnel = secondaire présence d'Ac anti-plaquettes (Ac anti HPA1a) dans plasma du receveur (+++ allo-immunisation plaquettaire lors de grossesse) Syndrome « frissons-hyperthermie » = incompatibilité HLA = présence d'Ac anti HLA dans le plasma du receveur TACO = surcharge volémique
	B -	V	1	
	C -	F	-1	
	D -	F	-1	
	E -	V	1	
	F -	V	1	
	G -	V	1	
	H -	F	MZ	
QCM 11	A -	F	MZ	Hémolyse aiguë = incompatibilité ABO = hémolyse intra vasculaire Hémolyse retardée = hémolyse intra-tissulaire et séquestration splénique des GR transfusés = RAI + (Anticorps irréguliers anti-érythrocytaires dans le plasma du receveur) • Survenue d'un ictère hémolytique le lendemain (RAI+ en pré transfusionnel) voire 5-6 jours après (si réactivation d'un anticorps qui était indétectable lors de la recherche pré transfusionnelle) • Prévention par : - Réalisation RAI < 72 heures (ou <21jours + conditions requises) - CGR compatibilisés si RAI + OU antécédent de RAI + • Conséquences de l'hémolyse retardée : - Inefficacité de la transfusion - Coombs direct positif, Bilirubine libre élevée et haptoglobine effondrée voire indosable
	B -	F	MZ	
	C -	V	1	
	D -	V	1	
	E -	F	MZ	
	F -	V	1	
	G -	V	2	
QCM 12	A -	V	2	Accidents immunologiques immédiats/aigus : • Hémolyse aiguë (incompatibilité ABO) • Syndrome « frissons-hyperthermie » = Réaction fébrile Non Hémolytique = incompatibilité HLA • TRALI (OAP lésionnel) • Allergie Une allo-immunisation n'aura pas de complication dans l'immédiat mais seulement lors d'une prochaine transfusion
	B -	V	1	
	C -	F	-1	
	D -	F	-1	
	E -	F	-1	
	F -	F	-1	
	G -	V	2	
QCM 13	A -	V	1	Accidents non immunologiques : • Accidents infectieux = risque de contamination des PSL par les bactéries est le risque infectieux le plus fréquent (mais exceptionnel pour les CGR car conservation à 4°C) • Accidents de surcharge • Accidents métaboliques (hyperkaliémie lors de polytransfusion, car hémolyse physiologique) Risque CMV (et HTLV1) prévenu par leucoréduction systématique des PSL
	B -	V	1	
	C -	V	1	
	D -	V	1	
	E -	V	1	
	F -	V	1	
	G -	V	2	
	H -	V	1	
	I -	V	1	

QCM 14	A -	V	2	Incompatibilité ABO = secondaire à la présence d'Ac réguliers (secondaire à une « iso-immunisation »)
	B -	F	MZ	
	C -	F	-2	
	D -	V	1	Purpura post-transfusionnel = Ac anti plaquettes (+++ Ac anti HPA1a)
	E -	V	2	Hémolyse retardée = Ac anti érythrocytaire Syndrome « frissons-hyperthermie » = Incompatibilité HLA = Ac anti HLA
			80	**Total QCM**

	Réponses	Cotation	Commentaires, conseils et coaching
QROC 1	• Concentrés de Globules Rouges (CGR) • Concentrés Plaquettaires (CP Standard = plusieurs dons/CP Aphérèse = issu d'un seul don) • Plasma Frais Congelé	1 2 2	Labile car durée de conservation limitée
QROC 2	• AB • A • B • O	1 1 1 2	Patient AB = pas d'anticorps régulier (pas d'anti-A, pas d'anti-B) = receveur universel de CGR (concernant le système ABO)
QROC 3	• AB (autre réponse = MZ)	5	Car anticorps réguliers présents dans le plasma (plasma d'un patient AB = pas d'anti A, pas d'anti B)
QROC 4	• 72 heures / 3 jours	5	RAI = Recherche d'Agglutinines Irrégulières (Ac irréguliers) • Si RAI + - Typer l'anticorps - CGR compatibilisés
QROC 5	• 21 jours	5	Durée des RAI peut être étendue à 21 jours si 4 conditions sont remplies (cf. QROC suivant)
QROC 6	• Pas de transfusion • Ni de greffe • Ni de grossesse • Dans les 6 derniers mois	1 1 1 2	++++ à connaître
QROC 7	• Test ultime de compatibilité ABO / test de Beth VINCENT / contrôle ultime au lit du malade/carte PTU	5	Vérifications au lit du malade • Identité du patient + carte de groupe • Concordance carte de groupe et poche de CGR • Test ultime de compatibilité ABO
QROC 8	• Patient AB • Culot A	2.5 2.5	Patient AB car agglutination avec l'anti A et l'anti B Culot A car agglutination uniquement avec l'anti A
QROC 9	• OUI	5	Non isogroupe mais compatible (car patient AB ne possède pas d'anti-A dans son sérum)
QROC 10	• 6 heures	5	Donc besoin de fractionner les commandes si besoin de plusieurs culots

QROC 11	• CGR phénotypés	5	C'est-à-dire ABO RH1 + • RH 2, 3, 4, 5 et KEL1
QROC 12	• CGR compatibilisés	5	Test de compatibilité préalable au laboratoire entre le sérum du receveur et les hématies de l'unité à transfuser
QROC 13	• Hémovigilance	5	Au plus tard dans les 8 heures
QROC 14	• Arrêt de la transfusion • Immédiatement/en URGENCE	2.5 2.5	Et garder une voie d'abord
QROC 15	• Fièvre	5	Donc seuil préventif de 20G/L (plutôt que 10G/L) pour CPA si patient hyperthermique
QROC 16	• RAI • Entre 1 et 3mois (4 et 12 semaines • Sérologies virales = MZ	2.5 2.5 MZ	De plus : • Informer le patient de la nature et la quantité de PSL reçus • Courrier au médecin traitant • Inscription dans dossier transfusionnel
QROC 17	• Consentement éclairé du patient ou de la personne de confiance	5	Eclairé car après une information appropriée Pas nécessité d'un accord écrit Mais l'information doit être tracée dans le dossier transfusionnel
QROC 18	• Patient O • Poche A • NON (si oui alors MZ)	2 2 1	Réaction positive si rouge (correspond à l'agglutination sur les autres cartes) Pas de tâche rouge avec anti A et anti B pour le patient donc patient O Tâche rouge avec anti-A pour poche donc CGR de groupe A
QROC 19	• VOLEMIQUE • EN CITRATE • EN FER	2 1 2	Surcharge volémique = risque OAP +++ Surcharge en citrate lors de transfusions massives = paresthésie, tremblements voire trouble du rythme cardiaque Surcharge en fer = complication à long terme de la polytransfusion = risque hémochromatose post-transfusionnelle
QROC 20	• Synthèse d'Anticorps anti-VIII (VIII non précisé ou alors IX = MZ)	5	Mauvaise réponse au traitement
		100	**Total QROC**

FICHE DE SYNTHESE : POINTS CLES UE POUR MIEUX REPONDRE AUX QUESTIONS ISOLEES ET AUX DOSSIERS CLINIQUES PROGRESSIFS	
Titres	**Eléments à cocher lors des QCM Mots clés des QROC**
ZEROS	BILAN PRE TRANSFUSIONNEL = 2 déterminations sur 2 prélèvements distincts (ABO + RH1, 2, 3, 4, 5 et KEL1) **INFORMATION DU PATIENT** AVANT TOUTE TRANSFUSION (comme pour tout traitement) ARRET TRANSFUSION si signe d'intolérance RAI < 72 heures CGR avec qualificatifs
Indications	CGR : • **Fonction de la tolérance +++++++++++** / seuil à 10g/dL si SCA / seuil à 7g/dL si sujet sain CPA ou CPS : • 10-20G/L en préventif (50G/L si geste invasif prévu, 100G/L si geste ophtalmologique ou neurochirurgical), en curatif si syndrome hémorragique avec thrombopénie PFC : • Préventive, Curative (CIVD, facteur de coagulation non disponible, hémorragie aiguë), Pour plasmaphérèses
Système ABO	Gènes A et B codent pour des glycosyl-transférases Patient du groupe O = absence de ces gènes Patient A = Génotype AO ou AA, Ac régulier anti B, peut recevoir CGR groupe A ou O
Système Rhésus	5 antigènes : D / C / E / c / e (RH1, 2, 3, 4, 5) RH1 = présence du gène D / RH-1 = absence du gène D RH2 = présence du gène C / RH-2 = absence du gène C ...
Accidents immunologiques principaux	Incompatibilité ABO (hémolyse aiguë, <30minutes, hyperthermie, douleurs lombaires, hypotension artérielle voire CIVD + IRénaleA) Incompatibilité HLA = Syndrome « frissons-hyperthermie » = Réaction Fébrile Non hémolytique = bénin Incompatibilité HPA = Purpura post transfusionnel (rare, Ac anti HPA1a) Incompatibilité anti érythrocytaires (autre que système ABO) = hémolyse retardée intra tissulaire avec séquestration splénique des GR détruits TRALI = OAP lésionnel < 6h secondaire à la présence d'Ac anti granulocytes dans le PSL
Préventions	Traçabilité, dossier transfusionnel Bilan pré-transfusionnel **RAI < 72h** Identité patient + carte groupe ABO identique carte + poche Concordance des données d'identification du produit **Contrôle ultime de compatibilité ABO au lit du malade** RAI entre 1 et 3 mois après transfusions
Accidents de surcharge	VOLEMIQUE (=OAP) CITRATE FER (hémochromatose post-transfusionnelle)
Risque allo-immunisation par	Transfusions Grossesse Greffe
CGR avec qualificatifs	Phénotypés (ABO et RH1 + RH2, 3, 4, 5 et KEL 1) = toute femme en âge de procréer ++++, polytransfusé, tout patient ayant une espérance de vie raisonnable Compatibilisés = si RAI + ou antécédent de RAI positive Irradiés = en cas de greffe, chez le nouveau-né

Abréviations

ABREVIATIONS	DETAILS
AAP	Antiagrégant plaquettaire
ATRA	Acide tout-trans-rétinoïque
AVK	Anti vitamine K
BOM	Biopsie Ostéo-Médullaire
CCMH	Concentration corpusculaire moyenne en hémoglobine
CI	Contre-indication
CIVD	Coagulation intra vasculaire disséminée
CSH	Cellule Souche Hématopoïétique
ID	Immunodéprimé/immunodépression
ECG	Electrocardiogramme
EPO	Erythropoïétine
FOGD	Fibroscopie oeso-gastro-duodénale
FT	Facteur Tissulaire
GB	Globule Blanc
GR	Globule Rouge
Hb	Hémoglobine
HBPM	Héparine de Bas Poids Moléculaire
HNF	Héparine Non Fractionnée
Ig	Immunoglobulines
IGIV	Immunoglobulines intra veineuse
IMC	Indice de masse corporelle
LA	Leucémie Aiguë
LLC	Leucémie lymphoïde chronique
LMC	Leucémie myéloïde chronique
LNH	Lymphome Non Hodgkinien
MAT	Microangiopathie thrombotique
MG	Myélogramme
MZ	Si réponse mise = Zéro à la question/ Mis Zéro
NFS	Numération formule sanguine
PNB	Polynucléaires basophiles
PNEo	Polynucléaires éosinophiles
PNN	Polynucléaires neutrophiles
PSL	Produit Sanguin Labile
PSS	Produit Sanguin Stable
Sd	Syndrome
SMD	Syndrome myélodysplasique

SMG	Splénomégalie
SMP	Syndrome myéloprolifératif
TE	Thrombocytémie Essentielle
vWF	Facteur Willebrand